全国中医药行业高等教育"十四五"创新教材

中医药标准化导论

（供中医学、针灸推拿学、中西医临床医学等专业用）

主　审　张伯礼　李振吉

主　编　郭　义

全国百佳图书出版单位

中国中医药出版社

·北 京·

图书在版编目（CIP）数据

中医药标准化导论/郭义主编 . —北京：中国中医药出版社，2021.7
全国中医药行业高等教育"十四五"创新教材
ISBN 978 - 7 - 5132 - 6989 - 6

Ⅰ . ①中…　Ⅱ . ①郭…　Ⅲ . ①中医学—标准化—高等
学校—教材　Ⅳ . ① R2-65

中国版本图书馆 CIP 数据核字（2021）第 099914 号

中国中医药出版社出版

北京经济技术开发区科创十三街 31 号院二区 8 号楼
邮政编码　100176
传真　010 - 64405721
保定市西城胶印有限公司印刷
各地新华书店经销

开本 787 × 1092　1/16　印张 12.5　字数 277 千字
2021 年 7 月第 1 版　2021 年 7 月第 1 次印刷
书号　ISBN 978 - 7 - 5132 - 6989 - 6

定价　48.00 元
网址　www.cptcm.com

服 务 热 线　010-64405720
购 书 热 线　010-89535836
维 权 打 假　010-64405753

微信服务号　zgzyycbs
微商城网址　https://kdt.im/LIdUGr
官 方 微 博　http://e.weibo.com/cptcm
淘宝天猫网址　http://zgzyycbs.tmall.com

如有印装质量问题请与本社出版部联系（010-64405510）

全国中医药行业高等教育"十四五"创新教材

《中医药标准化导论》编委会

编写说明

标准是构成国家核心竞争力的基本要素，是规范经济和社会发展的重要技术制度。中医药标准化是中医药事业发展的重要组成部分，是一项基础性、战略性、全局性工作，对引领和支撑中医药事业发展具有重要意义。标准化是推动中医药学术发展的必然要求，是推动中医药学术进步的有效方式，是保持和发挥中医药特色优势的有效载体，是规范中医药行业管理的重要手段，是保障中医药质量安全的基本依据，是中医药成果推广与传播的重要形式，是推进中医药现代化的重要途径，是促进中医药国际传播的迫切需要。中医药标准化能够促进中医药更好地走向世界，进一步推动中医药资源优势转化为产业、文化和经济优势。

中医药标准化建设是国家标准化战略的重要举措，而人才是中医药标准化建设的根本，面对从业人员标准知识淡薄，标准化人才匮乏的现实，在高等中医药院校开设中医药标准化相关课程已势在必行。因此，为了更好地适应新形势下全国高等中医药教育教学改革和中医药事业发展的需要，进一步落实《中共中央国务院关于促进中医药传承创新发展的意见》和全国中医药大会部署，遵循中医药发展规律，培养传承中医药和创新中医药事业的复合型、创新型高等中医药专业人才，全面推进中医药标准化工作在新时代的新发展，我们组织编写了本教材。

全国中医药行业高等教育"十四五"创新教材《中医药标准化导论》，以培养学生的标准化意识、了解中医药标准化现状、认识中医药标准化在中医药事业发展中的重要性为教学目标，在国家中医药管理局的指导下，在天津中医药大学的大力支持下，由全国20多所高等院校、科研机构从事标准化相关工作的教师执笔编写。

本教材共分为三部分：上篇介绍中医药标准背景、定位和在中医药事业发展中的定位；中篇为标准化概述，介绍标准化基本知识、基本理论、工作导则和方法；下篇介绍中医药标准的分类体系、国内标准、国际标准和支撑体系。本教材适用于全国高等中医药院校中医学、中药学、针灸推拿学等相关专业教学使用，也可作为临床中医师、中医药标准化研究者的参考用书。

本书编写分工如下：第一章由李丹、张心怡编写；第二章由王东岩、高希言、赵欣纪、梁峰编写；第三章由王瑞辉、蔡晶、唐勇、郭新荣、谭亚芹、陈波编写；第四章由马铁明、邰先桃、郝重耀、袁东超编写；第五章由严兴科、刘清国、周钰、潘莉、方芳编写；第六章由卢传坚、李慧、黄亮、李永平、吴松、阎丽娟编写；第七章中由张建斌、唐成林、尹洪娜、熊俊、任海燕、齐亚军、赵雪、李玲秀编写；第八章由桑珍、李铁、杨毅、于岩瀑、郭扬编写；第九章由翟伟、陈云志、卢岩、焦宏官、李丹编写；第十章由刘密、杨华元、陈泽林、许明辉、洪寿海、王蕊编写。李丹、张心怡协助主编统稿。

虽经层层把关，教材中难免会有一些不足之处，敬请广大师生和读者提出宝贵意见和建议，以便再版时完善和提高。

《中医药标准化导论》编委会
2021 年 5 月

目 录

中篇　标准化概述

下篇 中医药标准化

附　录

上 篇 中医药标准化源流与意义

第一章 绪 论 ▷▷▷▷

中医学是中国古代劳动人民在日常生产生活实践中创造出的中国传统医学，是研究人体生理、病理及疾病诊断和防治的一门学科，反映了中华民族对生命、健康和疾病的认识，具有悠久的历史、独特的理论与技术方法。

标准是构成国家核心竞争力的基本要素，是规范社会和经济发展的重要技术制度，也是学科成熟度的标志。中医药标准化是中医药创新发展的重要支撑与基础保障。中医药在数千年的发展过程中，初步形成了标准化意识，进行了标准化探索，开展了标准化活动，积累了标准化经验，奠定了标准化基础。如《黄帝内经》对咳、喘、痹、痿、厥、积聚、癫狂等疾病的病因、病机进行描述并提出诊疗规范；《伤寒论》以六经论伤寒，可谓是当时的外感病临证指南；《脉经》是中医脉学专著，对各种脉象进行描述和规范；魏晋时期《针灸甲乙经》对腧穴进行了全面系统的归纳整理，对每个穴位的针刺深度、留针时间做了详细的说明与规定，为后世医家确立了规范；南北朝时期《雷公炮炙论》系统阐述了有关药物的性味、炮制、熬煮、修治等理论与具体操作方法，是中国最早关于中药炮制的规范；宋代《太平惠民和剂局方》为官药局的制剂规范，是中国最早关于中成药的规范；宋代《铜人腧穴针灸图经》是当时腧穴定位的国家标准等。

现代中医药标准化工作于 20 世纪 70 年代末开始起步，经历了全面建设阶段（20 世纪 80 年代至 2000 年）与快速发展阶段（2000 年至今）。当前，党中央、国务院对中医药标准化工作高度重视，中医药标准化已成为中医药事业发展的基础性、战略性、全局性工作，对引领和支撑中医药事业发展、促进中医药全球化具有重要意义。

然而不少中医药从业人员缺乏标准意识，对实施中医药标准缺乏认同感、紧迫感、责任感。由于片面理解标准的内涵及受到机械的标准思想的束缚，有些中医药从业人员对中医药标准化建设和推广存在着认识上的误区，认为中医药个体化诊疗行为不具备标准化对象所要求的重复性特征，推行中医药标准就失去了辨证论治的精髓和个体化治疗的特色，将会禁锢中医药的学术发展，这其实是对中医药标准化工作的误解。标准化不是绝对化，标准化是从个性中寻找共性，从大量的个案中，寻找共同之处，总结共同规律，并把这种共同规律以标准的形式表达出来，固定下来。标准的制定是以科学研究成果和实践经验为基础，必须与时代的进步和最新的研究成果相结合，是行业内专家共识。随着国际上对中医药价值认识的日益深入，中医药所蕴藏的丰富科学内涵与潜在的经济价值日益显现，标准已经成为中医药技术竞争的制高点，中医药标准化国际竞争愈加激烈，中医药也面临着"去中国化"的风险，这些都对我国形成倒逼态势。

中医药标准化建设是促进中医药学术发展的需要，也是维护我国作为中医药原创国地位的需要，而人才是标准化工作的智力保障和支撑。现阶段，我们急需在高等院校开设中医药标准化课程，普及中医药标准化知识，扩大中医药标准化的影响，从而提高全行业标准化的意识。

面对新的形势，作为新一代的中医人，我们必须进一步增强责任感和使命感，站在国家战略高度，抓住机遇，迎难而上，积极应对，以标准化推动中医药学术发展、规范中医药行业管理、保障中医药使用安全、推进中医药现代化发展、促进中医药国际传播，使古老的中医药在新时代焕发出新的生命力与光彩。

第二章　中医药标准化源流◢◢◢◢

第一节　古代中医药标准化发展概要

标准化是在人类社会长期生产生活实践中诞生的，是随着社会生产力的发展、人民生活水平的提高，科学技术的进步而不断发展的。中医学的特点之一是灵活的辨证论治，看似不需要"标准"来规范，更没有开展系统研究的必要，但无可置疑的是，我们的先人已经通过自觉或不自觉的行为，为我们奠定了标准的基础。

纵观中医药发展史，从朴素的"标准"与"标准化"思想的萌芽，到中医药标准的制定、修订、完善，贯穿了整个中医药发展史。"标准"字样虽未曾出现在中医药发展史中，但标准化的内涵和实践却早已渗透其中。

一、萌芽阶段（夏、商、周时期）

在远古时代及夏、商、周时期，中医学虽然没有"标准""标准化"的概念，也没有针对标准化系统的专门研究，更没有专门的标准化机构，但毫无疑问，我们的祖先已经通过有意识或无意识的行为进行了中医药标准化的建设，这一时期成为中医药标准化产生的萌芽阶段。

《周礼·天官》记载医生有食医、疾医、疡医、兽医四类，这是中医分科制的开始。周代还建立有较为完整的医政组织和相当严格的考核制度。《周礼》载"凡民之有疾病者，分而治之；死终，则各书其所以而入于医师"，开始有病案记录和死因报告。公元前二世纪，西汉名医淳于意首创"诊籍"，开始详细记录病人的姓名、居住地、诊疗情况等作为复诊时参考。

《黄帝内经》总结了春秋战国及以前的中医学术成就，阐述了生理、病理等基础理论，制定了一些诊疗规范，标志着中医学理论体系的形成。以《黄帝内经》为代表的经典中医文献和历代官方整理的文献是医学教育的主要教学内容，也成为事实上的系统化和规范化的国家标准。

《灵枢·九针十二原》对"九针"的规格标准和使用范围都有比较详细的规定；《灵枢·官针》明确记载"九刺""五刺""十二刺"等刺法，成为事实上的针刺手法技术规范。这些标准得到后世医家应用，对于中医学的发展有着深远的影响。

二、奠基阶段（秦汉、晋、南北朝）

秦汉、晋、南北朝时期是中医药理论体系奠基时期，也是中医药标准化的奠基阶段。古人有意识的标准化行为是从计量开始的，秦始皇统一中国后，"车同轨""书同文"，同时统一货币度量衡，医药的权衡度量也就有了标准。

《神农本草经》是秦汉时期的药物学专著，第一次系统总结了中草药理论，是现存最早的对药物进行分类规范的专著。《伤寒杂病论》成书于东汉末年，是张仲景所撰的一部阐述外感及杂病诊治规律的专著。首创"六经"辨证，以六经论伤寒，以脏腑论杂病，理法方药俱全，其方被称为"经方"，为中医临床各科提供了辨证论治的诊疗规范。

《难经》特别重视诊脉，其所提出的独取寸口诊脉法对后世影响很大。晋代王叔和著《脉经》，是现存第一部脉学专著，确立了"寸口诊脉"的定位诊断和24种脉象的标准名称。此书早在公元6世纪传到朝鲜、日本等国，并被翻译成多种文字在欧洲流传，对世界医学有广泛影响。

晋代皇甫谧的《针灸甲乙经》是现存第一部针灸学专著，归纳整理了腧穴的定位、刺灸方法、禁针穴位等，为后世医家安全有效施针确立了规范，并作为针灸取穴的标准沿用至今。晋代葛洪《肘后备急方》对于疾病学的分类，皆能"分别病名，以类相续，不相错杂"，在治疗手法方面，提出了夹板固定骨折的手法规范。

南北朝的《雷公炮炙论》是我国现存的第一部炮制学专著，记述了药物的性味、炮制、煎煮、修制等内容，是我国最早的中药材炮制规范。南朝刘宋时期开始建立医学教育机构，进行医学教学，北魏时有太医博士、太医助教等医官设置，这是医事管理制度的早期规范。

三、发展阶段（隋、唐、宋、金、元时期）

隋、唐时期是我国历史上科技、文化的鼎盛时期，也是中医药发展的繁荣时期，中医药标准化也随之进入发展阶段。

隋代巢元方编撰的《诸病源候论》，是我国公认的第一部病源与证候诊断学专著。唐代的《备急千金要方·诊候》指出"夫欲理病，先察其源，候其病机"，《外台秘要》也重视掌握病源与病机的演变。这些经典著作对后世病因病候学发展起到了规范作用。

《新修本草》是由唐政府组织，由苏敬等人主持编纂，是世界最早的一部药典，比著名的欧洲纽伦堡药典要早八百余年。唐代由政府组织修订本草并推出官修药典，为药业制定行业标准，极大地促进了中国药物学的发展。

在医事管理制度方面，隋代设有太医署，既是医学教育机构，也是医疗部门。唐代也有比较完善的医学教育机构，由行政、教育、医疗、药工四部分人员组成，并进行规范性分科。朝鲜、日本、阿拉伯等地，其医事管理就模仿唐制，使亚洲医学发展取得了显著的进步。

宋朝全盛时期，中医学发展很快，金元时期也是我国历史上医学发展的重要时期，百家争鸣，流派众多，名医辈出，中医药标准化的发展进入成熟阶段。

宋代唐慎微的《经史证类备急本草》，完善了中药处方、制法标准，成为本草学编写范本。宋代太医局编写《太平惠民和剂局方》，是中国最早的中成药标准，也是世界第一部由官方主持编撰的成药标准，书中许多方剂至今仍广泛应用。

宋代太医院医官王惟一编写《铜人腧穴针灸图经》，并铸造两具针灸铜人。前者作为临床治疗取穴的标准，后者作为教具并在针刺考试时使用，不但开创了模型教学的先例，还规范了医学生考核时的方法，是名副其实的国家标准。

《三因极一病证方论》是宋代陈无择所著，论述诸病证候，重点从病因上首分内因、外因、不内外因三类，发展完善了病因辨证规范。金元四大家刘完素为"寒凉派"，撰《素问玄机原病式》；张从正为"攻下派"，撰《儒门事亲》；李东垣为"补土派"，撰《脾胃论》；朱丹溪为"养阴派"，撰《丹溪心法》，提倡滋阴降火之法。四大家的学术思想对中医辨证论治理论发展和规范影响深远。

宋金元时期的医政管理已经很成熟，设医官局和太医局，主管医政、药政及医学教育，还建立了医学生考试及成绩分级制度，是最早的考试分级规范。宋代政府非常重视医学发展，设立"校正医书局"，负责校对、整理和刊印医学书籍，是世界上最早的国家卫生出版机构，对医学生的教育和医学知识的传播做出了很大贡献。

四、继承阶段（明清时期）

明朝是我国封建社会发展的顶峰，也是一个名医辈出的时代。但在清代，随着西洋医学传入，崇洋媚外之风盛行，中医学受到排挤，开始走向衰落。本阶段中医药标准化主要是研究和继承前期发展的成果。

明代李时珍编撰的《本草纲目》，全面记述药物气味、主治，可以准确鉴别、认定、规范药物，充分体现了中药的标准化，对后世本草学影响巨大。杨继洲的《针灸大成》将繁杂的针刺手法整理归纳为12种，后又精简为8种，实际上是一整套针刺操作规程，方便实用，是明以来流传最广的针灸学著作。

明代张介宾《景岳全书》的"十问歌"、清代喻昌《寓意草》"与门人定议病式"的内容，将问诊、病案记录内容和格式规范化，是对中医诊疗标准的规范。

清代著名医学家叶天士首创卫气营血辨证，吴瑭倡导三焦辨证，开创了温病学辨证施治的新理论，使之进一步系统化、规范化。吴谦等编撰的《医宗金鉴》为清代官修医书，自乾隆时期被列为太医院的教科书之一，其中"刺灸心法要诀""摸接端提推拿按摩"的正骨八法是手法标准。

第二节　现代中医药标准化发展概要

中医药的学术发展、学术创新离不开中医药标准化建设。中医药标准化工作是中医药事业的重要组成部分，也是一项基础性、战略性、全局性的工作，是在新形势下推动中医药改革发展的必由之路。

一、现代中医药标准化发展历程

(一) 局部探索阶段 (新中国成立至 20 世纪 70 年代末期)

中医药标准化是一个专业性很强的工作，技术难度大，起步较晚。新中国成立以来，中医药标准化工作逐步开展。国家标准管理部门、行业管理部门和全国有关学术组织、地方有关部门先后颁布了一系列中医药标准、规范，涉及医疗、教育科研、中药管理等各个方面。这些标准的制定和实施，在中医药领域产生了深远的影响，成为创建中医药标准体系的基础。

20 世纪 50 年代末期，国内就开始了"证的本质"研究。但是，由于当时未对中医诸证进行规范，使各单位的研究结果很难达成共识。由此，中医界逐渐认识到，中医药标准化建设是中医药学向现代化和科学化迈进的先决条件。

1975 年，国家科学技术委员会组织研制《汉语主题词表》，已将中医药学内容置于重要位置。

20 世纪 70 年代末期，随着中国针灸在国外的推广应用，对于针灸的标准形成强烈需求。这种形势对我国针灸标准化形成倒逼态势，引起了国家相关主管部门和针灸学术界的高度关注和重视，我国针灸标准制定工作开始起步。

(二) 全面建设阶段 (20 世纪 80 年代至 2000 年)

改革开放以来，党和政府高度重视标准化工作，把采用国际标准和国外先进标准作为重要的技术经济政策加以积极推行，为中医药标准化工作创造了良好的社会环境。中医药的标准化作为我国具有原创性技术优势和知识优势的重要领域，国家有关领导曾多次就此做出重要指示，为中医药标准化发展带来了重大机遇。

随着我国标准化工作的不断深入，中医药标准化工作也取得了一定成绩。据统计，20 世纪 80 年代至 2000 年，我国共颁布了 48 项中医药标准和规范。其中，国家标准 5 项，行业技术标准规范 40 余项。在此基础上，各地也根据本地实际情况，制定颁布了大量地方性有关中医药标准和规范。这些标准和规范的颁布和实施，为促进中医药事业的发展起到了积极作用，也为中医药标准化建设奠定了良好的基础。

这一时期中医药标准化发展的主要特点是，注重中医药标准化理论研究，并在中医药标准制修订方面进行了实践探索，为中医药标准化快速发展打下了基础。

1982 年，我国正式启动针灸经穴部位和名称的国际标准化工程，将制定针灸基础技术标准作为工作重点，制定了针灸临床科研规范，先后完成了《针灸针》(GB2024-1987)、《经穴部位》(GB12346-1990)、《耳穴名称与部位》(GB/T13734-1992)3 部国家标准的制定。同时，我国在上述国家标准基础上，起草了《经穴名称》国际标准草案，由世界卫生组织 (World Health Organization, WHO) 审议通过。在国际上产生了较大的影响，体现了我国在针灸学术研究的国际领先水平，推动了针灸在世界范围内的普及推广。

1995 年 11 月，国家技术监督局正式颁布《中医病证分类与代码》(GB/T15657-

1995），于 1996 年 1 月，作为国家标准在全国实施。该标准对中医病证的分类原则和编码方法做出严格的规定，并确立了以中医病、证并列诊断作为中医疾病诊断的辨证格式，为中医药综合卫生统计、中医临床流行病学调查、中医病证分布研究及中医医院病案统计管理等，提供了规范的中医疾病分类依据和专业代码，也是国家福利、行政、人口、医疗、保健诸方面制定政策的重要依据。

1997 年，国家技术监督局正式颁布了《中医临床诊疗术语·疾病部分》（GB/T16751.1-1997）、《中医临床诊疗术语·证候部分》（GB/T16751.2-1997）、《中医临床诊疗术语·治法部分》（GB/T16751.3-1997）等国家标准。标准规定了中医临床常见病、证候、治则治法的基本术语，共计 2780 条，是中医临床的基础性规范。

（三）快速发展阶段（2000 年至今）

进入 21 世纪后，中医药在国际上传播得更为广泛。党和政府的重视和支持，有力地推动了中医药标准化发展。这段时期既是我国中医药史上标准化发展最为迅速的时期，也是面临的困难、问题和风险最多的时期。经过 20 年来的不懈努力，中医药标准化正逐步实现跨越式发展。

这一时期中医药标准化的主要特点是：政府对中医药标准化的宏观管理明显增强，对中医药标准的支持力度和经费投入增加，中医药标准化得到了快速发展，中医药标准化体系逐步完善。颁布和实施了一批国家标准和行业标准。中医药标准不但在数量上有了很大的提高，并且涉及的领域也在不断扩大。推进了中医药标准化人才队伍建设和机构建设。同时，重视国际、国内中医药标准化工作的统筹兼顾和协调发展，国际标准化工作也取得重大突破。

二、主要成就

（一）加强中医药标准化的管理体制及相关制度建设

初步形成了政府主导、行业参与、统筹规划、分工负责的中医药标准化管理体制和运行机制，形成了中医药专家广泛参与，全行业关注、支持和参与标准化的良好氛围。

1. 2002 年，国家中医药管理局成立了政策法规研究室，加强了中医药法制及中医药标准化工作，重点推进了中医药标准体系建设、支撑体系建设和中医药标准化技术组织管理体系建设与基地建设。

2. 2003 年，《中华人民共和国中医药条例》和《中医药标准制定程序规定》正式发布施行。明确了各级政府及中医药行政管理部门对中医药的职责、权利和任务，确定了中医医疗、教育、科研和对外交流与合作等方面的行为规范，规范了中医药标准制定的程序，为中医药标准化事业的发展提供了法规性依据。

3. 在国家标准化管理委员会制定的《标准化"十一五"发展规划》中，将中医药医疗服务标准作为重点领域，有 43 项中医药标准列入国家标准计划。2006 年，国家中医药管理局制定了《中医药标准化项目管理暂行办法》，规范了中医药标准研究制定的要求、项目管理程序等，建立了统一领导分级负责，权责清晰，运行顺畅的中医药标准化管理体制和运行机制。

（二）加强中医药标准化发展战略与规划的研究

强化对标准化的宏观规划和统筹管理，发布实施了一系列宏观指导性文件并加大了资金投入。

1.“十一五”时期，中医药标准化工作在党中央、国务院的高度重视和有关部门的大力支持下全面推进。2006 年 7 月，国家中医药管理局制定、实施了《中医药标准化发展规划（2006—2010 年）》，明确了中医药标准化发展思路和重点任务，着力推动中医药标准体系和中医药标准化支撑体系建设，有效应对中医药国际标准化严峻形势，较好地调动了全行业各方面力量和资源，中医药标准化工作有了更好、更快、更大的发展。

在《中医药创新发展规划纲要（2006—2020 年）》中，国家科技部、国家中医药管理局等部门将中医药标准化作为优先发展领域，不断推进中医药标准体系建设研究。并且，财政部加大中医药标准化投入，设立了中医药标准化专项资金，大力支持中医药标准制定工作。自此，中医药标准化进入快速发展阶段。

2. 2013 年，国家中医药管理局发布了《关于加强中医药标准化工作的指导意见》《中医药标准化中长期发展规划纲要（2011—2020 年）》。围绕标准体系建设、标准化支撑体系建设、标准应用推广、加大保障力度等方面提出了具体的措施和要求，提出了 5 个领域 13 个专栏 36 项重点任务，作为“十二五”及今后一个时期指导中医药标准化工作的基本依据。

（三）加强中医药标准体系建设

进一步推进基础标准和技术标准的制修订，众多中医药国家标准、行业组织标准的相继制定，标志着我国中医药标准化工作正进入一个快速发展的阶段。

1. 在基础标准方面，重点开展了中医基础理论术语、中医临床各科名词术语、中医药部分学科名词术语分类与代码、多语种翻译、信息等标准的制修订。

2017 年 5 月，国家中医药管理局召开《中医病证分类与代码》《中医临床诊疗术语·疾病部分》《中医临床诊疗术语·证候部分》和《中医临床诊疗术语·治法部分》4 项国家标准修订会议和世界卫生组织疾病分类 ICD-11Beta 版（草案）讨论会议。此次修订是国内标准转化为国际标准的一次具有战略意义的主动探索。

2. 在技术标准方面，重点开展了中医临床各科常见病证诊疗指南、中医诊疗技术操作规范的研究制定。目前，已发布了涵盖十几个科系的近 500 种临床常见病证的诊疗指南。

（四）积极推进中医药国际标准化工作

开展中医药国际标准化发展战略研究，多措并举，积极推进中医药国际标准化工作。目前，我国在中医药的国际标准化工作中扮演着越来越重要的角色，逐渐把握住了中医药国际标准化的主导权。

2009 年 9 月，国际标准化组织（International Organization for Standardization，ISO）通过我国提案，成立传统中医药技术委员会（代号 TC249），并由我国承担秘书处工作，标志着我国中医药国际标准化工作取得重大突破。相关标准化组织的相继建立，为中医药国际标准化工作奠定了基础，为中医药的国际传播创造了条件。

中药材术语属于基础类标准，是中医药标准化工作的基石，能够为其他相关国际标准提供很好的支撑作用。2013 年初，由我国专家提出的国际《中药材术语》提案，经过多国专家历时 4 年的反复修改论证，最终形成共识。2017 年 7 月，国际标准化组织中医药标准化技术委员会正式出版发布国际标准《ISO 18662-1：2017 中医药 - 术语 - 第一部分中药材术语》。这是国际标准化组织中医药标准化技术委员会出版的首个术语标准，为国际范围内规范和统一中药名词术语提供了重要依据，同时也极大地推动了中药材的国际贸易，促进了中医药国际标准化和国际化进程。

截至 2019 年 5 月，国际标准化组织颁布的中医药国际标准已达 55 项，其中，由中国专家担任项目提案人的占 71%。一次性无菌使用针灸针、亚洲人参种子种苗、中药重金属检测方法、中药煎煮设备、艾灸器具及中药编码系统等标准的发布，对促进中医药国际贸易和中医药国际化有着深远的影响，对提升全球中草药和中医药产品的质量与安全、打破医疗产品的贸易壁垒将起到重要作用。

（五）加强中医药标准化支撑体系建设

通过健全中医药标准化组织机构建设、建设高水平中医药标准化人才队伍，建立中医药标准化信息平台等途径，为中医药标准化工作提供支持保障。

中医药标准化支撑体系建设不断加强，标准化专业技术组织和人才队伍建设取得进展，成立了中医、中药、中西医结合、针灸、中药材种子种苗等全国专业标准化技术委员会，涌现出一批积极承担中医药标准化研究制定的技术机构和单位，凝聚起一支医教研产相互配合、精通业务技术、熟悉标准化知识和方法的复合型中医药标准化专家队伍。

（六）加强中医药标准应用评价和实施推广

1. 加强中医药标准应用推广基地建设，开展中医药临床诊疗指南应用评价项目。以中医药标准研究推广基地为依托，完成了 291 个病种的诊疗指南的临床应用评价。

2. 实施了中医药标准化培训项目。通过广泛的培训和有效的管理措施，提升了全行业的标准化意识及在实践中的应用水平。

中医药标准化是中医药事业发展的重要技术支撑，对于促进中医药学术发展，保证中医药临床疗效，规范行业管理，推进依法行政，推动中医药现代化，加快中医药走向世界具有十分重要的意义。尽管，我国的中医药标准化工作取得了显著的成绩，但仍存在着很多困难和问题，我们仍需以中医药发展的需求为导向，加快推进中医标准体系建设、加强中医药标准的推广应用，理顺中医药标准化管理体制和运行机制，按照中医药标准化中长期发展规划纲要的要求，扎实推进中医药标准化工作，不断取得新的进展。

第三章　中医药标准化背景和定位▷▷▷▷

第一节　中医药标准化背景

　　标准是构成国家核心竞争力的基本要素，是规范经济和社会发展的重要技术制度。在经济全球化快速发展和科学技术日新月异的背景下，谁在标准化中有优势，就意味着谁在未来国际竞争中将占据优势。标准已经成为各国作为提高竞争力的重要手段。

　　标准化是指为在一定的范围内获得最佳秩序，对实际或潜在问题制定共同和重复使用规则的活动。它包括制定、发布及实施标准的过程。标准化的重要意义是改进产品、过程和服务的适用性，防止贸易壁垒，促进技术合作。在经济、技术、科学和管理等社会实践中，对重复性的事物和概念，通过制订、发布和实施标准达到统一，以获得最佳秩序和社会效益。在国民经济的各个领域中，凡具有多次重复使用和需要制定标准的具体产品，以及各种定额、规划、要求、方法、概念等，都可称为标准化对象。标准化对象一般可分为两大类：一类是标准化的具体对象，即需要制定标准的具体事物；另一类是标准化总体对象，即各种具体对象的总和所构成的整体，通过它可以研究各种具体对象的共同属性、本质和普遍规律。正如第一章第一节所言，中医药标准化历史悠久，贯穿于整个中医药发展历史。在新时代大健康的背景下，为促进中医药的发展和更好地服务于人类健康，对其进行标准化具有重要的现实意义。

一、标准化具有统一、简化、协调和最优化特征

　　统一能够确定一组对象的一致规范，保证事物所必需的秩序和效率。简化能更有效地满足需要，简化的原则是从全面满足需要出发，保持整体构成精简合理，使之功能效率最高；简化的基本方法是对处于自然状态的对象进行科学的筛选提炼，剔除其中多余的、低效能的、可替换的环节，精炼出高效能的能满足全面需要所必要的环节。协调在于使标准系统的整体功能达到最佳并产生实际效果，协调对象是系统内相关因素的关系及系统与外部相关因素的关系。最优化则是按照特定的目标，在一定的限制条件下，对标准系统的构成因素及其关系进行选择、设计或调整，使之达到最理想的效果。通过统一、简化、协调和最优化，可使中医药的发展更加有序化，使中医药学科更加成熟。

二、标准化是组织现代化生产的重要手段和必要条件

　　随着科学技术的发展，生产的社会化程度越来越高，生产规模越来越大，技术要求

越来越复杂，分工越来越细，生产协作越来越广泛，这就必须通过制定和使用标准，来保证各生产部门的活动，在技术上保持高度的统一和协调，以使生产正常进行。在社会生产组成部分之间进行协调，确立共同遵循的准则，建立稳定的秩序。标准化是合理发展产品品种、组织专业化生产的前提，是行业实现科学管理和现代化管理的基础；是行业提高产品质量，安全、合格的保证；是国家资源合理利用、节约能源和节约原材料的有效途径；是推广新材料、新技术、新科研成果的桥梁；是消除贸易障碍、促进国际贸易发展的通行证。具体表现为：标准化为科学管理奠定了基础，能显著提高生产效率，是科研、生产、使用三者之间的桥梁，能够保证产品质量，促进一个行业更好地参与国际竞争。由此可见，中医药需要标准化。

三、我国开展标准化工作的法律依据

中华人民共和国第七届全国人民代表大会常务委员会第五次会议于1988年12月29日通过，1989年4月1日起实施的《中华人民共和国标准化法》是我国标准化工作的基本法。《标准化法》规定了我国标准化工作的方针、政策、任务和标准化体制等。它是国家推行标准化，实施标准化管理和监督的重要依据。

根据《中华人民共和国标准化法》（2017修订）的规定，我国的标准分为国家标准、行业标准、地方标准、团体标准和企业标准五级。各级标准的对象、适用范围、内容特性要求和审批权限，由有关法律、法规和规章做出规定。按约束力分，国家标准分为强制性标准、推荐性标准，行业标准、地方标准是推荐性标准。

四、中医药标准化国际形势日益严峻

当今国际经济竞争正由资本竞争转变为技术竞争，标准竞争将成为未来国际贸易竞争的焦点之一。因此，各国逐渐认识到标准化工作的重要意义和深远影响，并将标准化作为科技创新与经济发展的重要战略，作为提高国际竞争力的重要手段和国际贸易保护的重要措施，给予大力支持和重点推进。随着我国中医药事业的发展，其疗效越来越受到各国的重视，中医药的医疗价值和市场潜力日益显现，许多国家和地区开始使用中医药预防和治疗疾病。中医药的科学价值、文化价值、社会经济价值得到了许多国家及有关国际组织的高度关注，国际社会对中医药标准化的呼声和需求日益高涨。

近年来，我国也加快了中医药标准化工作进程，加强了中医药标准化工作的规划及体系构建，推进了中医药标准化人才队伍建设和机构建设，逐步建立起了中医药标准化工作机制，加大了中医药标准化工作修订的支持力度，颁布和实施了一批国家标准和行业标准，促进了中医药的规范化、现代化和国际化发展。然而，一些发达国家在经济全球化竞争中，非常注重利用标准中的知识产权设置技术垄断，掌握标准制定权和市场主动权。日本、韩国及欧美等国家也纷纷实施了传统医药标准战略，开展了传统医药标准的研究制定。尤其是近年来日本、韩国加快推进传统医药国际标准化战略，设法通过各种形式和途径取得中医药国际标准制定的主导权，并在标准制定中有"去中国化"的趋势，中医药标准化工作面临日趋严峻的国际形势。例如：韩国利用其专家担任世界卫生

组织西太区负责人的时机，组织制定了《传统医学名词术语国际标准》，其中绝大多数是中医药的名词术语，却被冠以"传统医学"的名称发布，想用所谓的"东亚医学"概念取代"中医学"，有意混淆我国中医药知识产权；在国际标准化组织（ISO）竞争设立机构或担任职务，与我国抢占中医药国际标准化的制高点；通过国际标准提案，与我国争夺传统医药标准制定的话语权、主导权。因此，我们必须加快实施中医药标准化战略，加大对中医药标准化工作的支持，抢占先机。

2004 年，在国家中医药管理局的大力支持和积极参与下，中国中医科学院向世界卫生组织西太区提交了《中医药学名词术语国际标准》项目建议书。之后，国家中医药管理局成立了工作组，并派专人协调，中国中医科学院的专家与世界卫生组织官员做了大量具体组织和研究工作。经多次协商，确定了由世界卫生组织西太区组织协调，以中国专家为主起草《中医药学名词术语国际标准》的基本方案，中、韩、日、英等国家和澳门等地区专家共同参与的制定原则。此后，分别在中国、日本、韩国召开了 3 次中医药学术语国际标准研讨会，最终提交了《传统医学名词术语国际标准》版本。该标准包括总类、基础理论、诊断学、临床各科、治疗学、针灸（学）、药物治疗、传统医学典籍等 8 大类，3543 词条。每个名词都有序号、英文名、中文名及定义／描述。其中，传统医学典籍部分的术语按照序号、中文名、拼音、作者／编者、成书年代、国家、英文名称的顺序编排。这是世界卫生组织首次推出此类标准。

五、党和国家高度重视和支持中医药标准化工作

党中央、国务院高度重视中医药标准化工作，国家领导人多次在重要讲话中指出中医药标准化工作的重要性。早在 2004 年，时任国务院副总理吴仪同志在当年全国中医药工作会议上发表重要讲话，特别指出："要重点抓好中医药标准化、规范化研究，抓紧制订一批国家标准和行业标准，以标准化带动现代化。"并在 2007 年全国中医药工作会议上再次特别强调："把中医药特色优势以标准、规范的形式固定下来，在此基础上推广开去。"胡锦涛同志在 2006 年中共中央政治局第三十五次集中学习发表重要讲话时指出"要推进中医药和民族医药标准化、规范化、现代化"。2011 年时任国务院总理温家宝同志在主持召开国务院常务会议研究通过的《国家药品安全"十二五"规划》中指出："提高国家标准。力争化学药品、生物制品标准与国际接轨，中药标准主导国际标准制订。"现任国务院总理李克强同志在对 2011 年全国中医药工作会议的批示中强调，"遵循中医药发展规律，突出特色优势，加快传承创新，强化标准化建设，为提高全民健康水平而努力奋斗"。中央领导同志的一系列指示，既为我国中医药标准化的发展指明了方向，又对中医药标准化工作提出迫切要求。随着中医药标准化工作的开展，党中央、国务院各有关部门做出了一系列重要部署和举措，在《中华人民共和国中医药条例》第十二条中，就指出"中医从业人员应当遵守相应的中医诊疗原则、医疗技术标准和技术操作规范"，国务院专门颁布了《关于扶持和促进中医药事业发展的若干意见》，指出"推进中医药标准化建设，建立标准体系，推动我国中医药标准向国际标准转化"，为中医药发展创造良好的外部环境。国家发展和改革委员会在国民经济和社会发

展"十一五""十二五"规划纲要中，将"推进中医药标准化、规范化"纳入工作重点。国家中医药管理局紧密结合国家标准化发展的形势和要求，制定实施了《中医药标准化发展规划（2006—2010年）》《中医药标准化中长期发展规划纲要（2011—2020年）》，指出了中医药标准化发展的方向，构建了中医药标准化实施框架。近年来，国务院有关部门对中医药标准化工作给予了大力支持，科技部《中医药创新发展规划纲要（2006—2020年）》将中医药标准化作为优先领域，列入国家科技支撑计划重点项目。

六、中医药标准化的意义

中医药标准化是推动中医药事业发展的一项基础性、战略性、全局性工作，对引领和支撑中医药事业发展具有重要现实意义。

1. 中医药标准化是中医药学术发展的必然要求。标准化是学科学术发展的内在需求和必然趋势之一。

2. 中医药标准化是中医药成果推广与传播的重要形式。中医药标准是通过对中医药的实践经验、科研成果进行系统整理的基础上，用标准规范形式呈现的技术规定，是中医药技术积累、技术创新与技术传播的平台。

3. 中医药标准化是保持和发挥中医药特色优势的有效载体。运用现代标准化的形式，将中医药的理论成果和诊疗方法系统、完整地保存固定下来，加以大力推广，并形成制度机制，能更好地促进中医药特色优势的发挥。

4. 中医药标准化是规范中医药行业管理的必要手段。标准是对法律法规的完善和补充，具有很强的规范性，是政府推进依法行政、履行管理职能、加强市场监管、强化行业管理、提供优质有效的公共服务的必要手段。

5. 中医药标准化是保障中医药质量安全的基本保障。标准是质量安全的前提和基础，质量的根本是标准。中医医疗服务作为涉及人体生命健康的技术服务，每一个环节都必须有质量安全的保障。

6. 中医药标准化是推进中医药现代化的重要途径。标准是现代社会化大生产的产物，标准化是现代化的重要标志和表现形式。运用现代科学理论和技术手段，制定科学评价方法和标准，能更好地适应时代需要，促进中医药现代化发展，通过标准化带动现代化。

7. 中医药标准化是促进中医药国际传播的迫切需要。标准是现代国际贸易的基本规则，通过中医药标准化，促进中医药更好地走向世界，进一步推动中医药资源优势转化为产业、文化和经济优势，保持我国中医药在国际传统医学领域的话语权和应有地位。

第二节　中医药标准化在中医药发展中的战略定位

人类社会自有生产以来就有了标准化，现代标准化以第三次科技革命的完成为标志。标准化作为实现经济技术协调、最终完成利益分配的根本途径，已经被一些高技术发展前沿地区和国家设定为强化经济技术优势，抢占国际经济竞争制高点的重要战略，并正积极为新时代标准化做战略准备。尤其在当今社会，标准化的发展程度已经成为衡量全球科学技术和各国国民经济发展的重要量度，在为经济决策、社会管理和技术发展提供准确的信息和事实依据的同时，标准化"公开、透明、协商一致"的精神已经渗透到社会政治经济生活的各个领域。

　　近年来，中医药在国际政治、卫生、科技等领域的地位不断上升。中医药活动的世界性，决定了中国需要用一种全球的视野审视中医药标准化，从而使中医药更好地融入世界、服务全球。因此，中医药标准化在中医药发展中具有基础性、全局性、战略性地位。

一、奠定科学基础，推进中医药改革创新

（一）中医药标准化为中医药的发展奠定科学基础

　　随着社会生产的发展、科技的进步及人民生活水平的提升，诞生了标准化的概念。中医药标准化的发展也随着科学的进步而进步，随着学术的发展而发展。由于中医药标准化具有规范性及约束性，对中医药医疗、管理、教育、科研的各个环节、过程和对象制订并实施各项规范性文件，以达到提高中医药学术水平、服务能力、产品质量，促进中医药按照自身特点和规律发展的目的。因此，实现并实施中医药标准化，能够更好地传承中医药的精华，是保持中医药特色，发挥中医药优势的保障。在中医药标准化的活动中，从系统角度建立同中医药技术水平和中医药产品生产规模相适应的中医药标准化系统，建立中医药标准化协调统一机制，构建科学研究、成果转化与临床实践紧密结合的内在运行机制。依据中医药生产技术发展规律及经济方面的客观发展规律，制定有效的科学管理制度，以期为中医药的发展奠定良好的科学发展基础。随着世界经济的全球化发展，中医药标准在国际上已出现竞争趋势。为适应激烈的国际竞争环境，要掌握最新时代高新技术，要善用现代化科技技术，从而实现中医药标准的国际化，努力成为中医药国际标准的引导者，力争中医药技术领域的标准化主导权，为中医药的全球发展奠定科学基础。

（二）中医药标准化促进中医药学科发展

　　中医药标准化的制定，可促进学科获取最佳的共同效益，可获得良好的学科传承发展效果。标准具有先进性和合理性，凝聚了科学、经验和技术的综合成果，是最新技术水平的反映。中医药标准化制定的过程，是对中医药学科发展的一个总结和升华；标准化的实施，对中医药学科的发展又起了很大的促进作用。同时，因为有了标准化的共识，人们才有可能对中医药学科未来的发展进行规划和规范利用。中医药市场的标准可以通过以下两种模式来建立。第一种模式：在已有标准的前提下，具体细节通过引用学科的标准来解决；而具体法规仅规定产品安全、大健康、环境保护等方面的基本要求。第二种模式：在没有合适的标准情况下，法规机构委托标准机构制定相应的标准，以此来供学科所引用。以上两种模式均使得标准和学科发展紧密相连，最终使其形成一个科

学的学科发展方向并不断获得完善。标准化是学科学术发展必然趋势和内在需求的外在表现。中医药标准体现了中医药学术发展和技术水平，是衡量中医药学科成熟度的一个重要标志；中医药的标准化在促进学术进步、推动学科创新发展方面发挥着积极的重要作用。

（三）中医药标准化促进中医药的改革创新

标准化为创新打下坚实的基础。中医药标准研究制定、实施、修订、再实施、再修订的持续循环，成就了中医药改革创新的不断进步。从古至今，中医药的改革创新可以说是在上述持续修订的循环中巩固更新下来的。经典中医文献在我国历史上也经历了几次大规模的整理和修订，在修订之中结合了当时的最新技术，综合展示了当时的医疗特点及水平。标准化聚集全行业专家们的集体智慧，展示最新学术进展，并使之从专业角度获得广泛认可，使创新获得具体应用。在这样反复的研发、修订、提炼的复杂过程中，显示出标准化的严谨性和共识性，也促进了中医药的创新发展。

二、规范质量管理，提高中医药产业水准

（一）中医药标准化可提高中医药的产品质量管理

中医药产品的质量管理既有原材料的生产管理、保存运输管理、加工炮制管理，还包括中医药临床治疗服务的产品管理。在中医药产品的生产过程中，只有采用标准化管理才可以确保产品质量的可靠性。对中医药来说，第一道最重要的质量管理是针对药材的来源。无论是野生资源还是种植资源的中药材，都要依据制定的标准加强管理检测。其次，重视中药炮制质量管理。要进行标准化规范的炮制，学习传统的老药工的炮制方法和工艺手段，取长补短完善中药炮制的标准化。再次，在工艺制作方面，一定要做到精益求精，提倡使用科学的方法进行中药制作，并通过标准化使其传承。最后，在中药材的运输过程中，也应制定标准化管理制度。中医药经历几千年仍经久不衰的原因，不仅因为其独特的理论体系，更因为其疗效确切且具有前瞻性。但医疗技术本身的局限性，以及个体的特异性和差异性，都会使得医疗过程的最终结局具有客观上的不稳定性。标准的形成，保证了医疗技术及药品的质量，健全了医药质量安全保障机制，加强了医药行业的自律性，有利于稳固和提高医疗服务质量。

（二）中医药标准化有利于行业间的协调统一合作

标准化的重要意义，还表现在改进产品和服务的适用性，解除行业交流学习的壁垒，促进中医药技术的多方合作。标准化可以规范行业的生产活动，推动建成最佳行业秩序，促进中医药相关技术的相互配合协调达成一致。譬如，汽车制造，其生产工艺流水线往往涉及数百家，甚至可能数万家企业参与生产，绝不是由一家企业独立完成的。因此，对协调配合的要求极高，必须严格规范整个生产过程，形成系统体系化标准，来保障这一生产活动的协调适用性。中医药行业亦是如此。在中医药生产的过程中，需通

过标准化来实现产品质量安全的保障。通过标准化，可以实现中药产品在生产各个阶段的有效管理，运用现代科学理论及技术手段，制订科学的评价方法和标准，建立健全中药产品质量体系，实现精细化管理，精准把控中医药产品在生产、销售、服务过程中的质量，达到行业间的协调统一合作。

（三）中医药标准化可提高中医药产业水准

中医药标准化是中医药产业振兴的强大支柱。通过中医药产业的标准化过程，能够实现市场化及产业化升级，淘汰老旧落后的技艺和产品，促进产业结构的优化升级，进而调整产业结构。同时，中医药相关技术的标准化有助于实现中医药科技成果的市场化和产业化，促进新技术、新产品取代旧技术、旧产品。中医药医疗服务是关乎人类生命健康的技术服务，中医药医疗质量相关标准的出台、使用和推广，就是对于人体生命价值保障水平的重视。通过对安全有效的中医临床诊疗经验和手段进行科学的总结，形成最佳医疗方案，建立中医药技术标准体系，在很大程度上可以克服传统中医医疗服务的主观性，减少随意性，从而全面提高中医药产业的水准。

三、构建信息平台，实现中医药信息共享

中医药标准化有利于加强数据库建设和信息安全化管理，实现中医药信息的共通共享。

（一）中医药标准化有利于实现信息管理

信息管理是支撑整个信息平台正确有效运行的一个重要保证。作为中医药标准化的一项重要功能就是为信息服务平台的搭建提供可能。只有实现了中医药信息的标准化，才可能保证整个中医药标准化信息的共享，实现相应的功能。如中医药公共信息查询，行业监管各项职能信息的公布，相关企事业单位的申请数据和相关资料信息管理，研究人员交流发布的信息等，均是建立在中医药标准化基础上的信息管理。

（二）中医药标准化有利于构建共享平台

中医药标准化是构建信息共享平台的前提。通过标准化，才能实现政府、市场监管，卫生健康、医院、医药企业等多部门多层次的资源交换共享，提高信息互通互用效率。通过标准化，才能利用智能化手段监管电子处方，实现在网上实时关注到药方状态，还可规范处方药品管理，全面提升中医药的医疗监管水平和信息利用，提升人工智能在中医药健康管理中的使用。

（三）中医药标准化有利于建设智慧药房

标准化的制定和实施，才能保障中医药信息共享系统的顺畅运行。通过制定智慧药房建设管理办法、监管细则，指导项目建设和服务的标准化，以及建立健全医护人员、药事人员的审核标准，利用移动在线诊疗系统，实现远程开方、远程会诊、多轨转诊等

中医药服务，做到平台共享，医疗服务可追溯性，从而既降低医院管理和运营成本，又保障了患者的利益，让人们放心便捷地接受医疗服务。

四、深化教育管理，培养中医药复合人才

伴随不断深入的标准化发展，标准化的重要地位和作用更加明显，标准化人才队伍建设也受到了广泛的关注。

（一）中医药标准化需要建立人才选拔机制

标准化人才在行业发展中起着越来越重要的作用。标准化工作涉及范围广，领域多且复杂，需要具有多方面技能的优秀人才。中医药标准化专业人才要求中医理论扎实，临床能力强，对标准化工作有一定认识。应创造有利条件，选拔优秀人才赴外深造，加大标准化意识的普及和宣传力度，营造你争我赶的学习环境，建立科学有效的选拔激励制度。

（二）中医药标准化需要构建人才培训机制

建立长效培训机制，不断促进中医药标准化人才的培养训练。随着标准化的发展，中医药标准化人才的需求将不断增加，因此需要不断培训相关人员，投入标准化的建设中。同时，标准化的过程也是对中医药标准的认识不断深入的过程，需要将这些新的认识通过人员培训传播出去，使更多的人了解、认识、理解和执行。

（三）中医药标准化需要健全科教体系

中医药标准化人员培训应掌握人们的真正需求，制作不同培训内容满足不同人群的不同需求。对于初级职称中医药从业人员，制定中医基础理论培训、中医诊断实训、中医条文解析、中医辨识等基础课程。对于高级职称中医药从业人员，制定急诊学与危重症医学相关课程、疾病中医防治、体质辨识与调养、亚健康学等课程。针对不同科室的从业人员，设立不同的课程方案，多元化综合性课程的开展使得标准化渗透到医疗的各个方面。

五、加强国际交流，促进中医药国际传播

（一）中医药标准化已成为国际趋势

中医药是我国承载千年且行之有效的传统医疗手段，更是中华民族优秀历史文化的瑰宝。近年来，中医药正以其独特的优势走出国门，越来越被世界上许多国家和地区的人们所接受，至今已经传播到世界上 180 多个国家和地区。中医药在国际上的广泛传播与发展，也增强了中医药市场监管、技术规范等的需求。标准作为现代国际贸易的基本规则，中医药标准化的呼声日益高涨，正在成为推动中医药标准化的强大力量。我国已积极参与到中医药国际标准化的竞争洪流，将进一步加强我国中医药与世界各国家和地

区的交流与合作，促进中医药在国际上的传播。以我国中医药标准为基础的中医药国际标准框架的制定与形成，对中医药标准的国际化有着促进作用，能够逐步得到绝大多数的国家和地区的认可。

（二）中医药标准化可促进国际交流

标准是国际沟通和交流的桥梁，是有效应对技术贸易壁垒的手段，标准化是中医药走向世界的重要途径之一。中医药要进入世界主要流派的医学体系，为世界人民的健康服务，需要完成标准化建设。只有通过标准化建设，提高了中医药产品、服务水平，使中医药产品和服务达到国际交流合作的要求，才能真正实现顺畅的中医药国际交流合作。只有符合了国际基本惯例，才能够继而推动我国的中医药文化的优势、资源的优势、人才的优势，使得我国中医药在国际医学方面具有一定的话语权和获得应有地位。中医药国际标准的制定和实施，将为各国中医药体系建立最佳秩序、形成共同语言，提供基础和依据，转化为产业、文化和经济优势，最终使中医药更好地走向世界。

中医药是我国具有原创性技术优势及知识优势的重要领域之一。标准化是随着人类社会长期的生产活动及管理活动而逐步形成并发展的一种制度，为实现效益最大化而在一定范围内形成最佳秩序。所以中医药标准化，是实现中医药领域学术发展，促进中医药的继承和改革创新的前提；是有效规范中医药行业医疗体系，确保行业标准协调统一的基础；是保障中药产品质量，提高中药产业进程标准的保证；是加强中医药教育管理，培养中医药复合型人才，构建中医药信息服务平台，并实现信息资源共享的基石；在中医药国际标准化战略的实施中，是中医药国际标准竞争的保障。实现和发展中医药标准化事业，对我国经济发展和医药卫生事业都有着举足轻重的作用，有利于促进中医药的健康发展和传播。中医药标准化是我们又一艰巨而伟大的使命。

第三节　中医药标准化的必要性

一、中医药标准化是中医药国际化大发展的需要

我国国家标准化工作中采取的是"实质参与、重点突破"的"重点竞争"战略，中医药领域无疑就是我们的"重点竞争、重点突破"领域之一。中医药实现国际化大发展必须有一套国际认可的中医药国际化标准，其发展就直接成为关系到中医药是否能够持续发展和是否能够具有国际竞争力的关键战略性问题。近年来，许多国家加强了中医药科研投入，采用多种形式和途径与中国争夺中医药国际标准制定的主导权。作为中医药源头创始国，我们必须依据中医的自身发展特点和规律，主导制定中医药国际标准，并要在这一基础上形成一套完善的标准体系，让中国中医药标准与世界中医药更好接轨和发展。中医药标准化有利于规范国内外中医药管理、医疗、教育、科研等各项工作，有利于加速中医药传播进程，有利于取得国际社会的广泛认同和接受，有利于促进中医药进入世界主流医学体系，让中医药更好为世界人民的医疗卫生健康事业服务和贡献

力量。

二、中医药标准化是中医药现代化大发展的需要

中医药现代化发展必然需要大规模的、大批量的工业化和企业化发展。现代化工业大发展，就一定要进行规模化、产品化、产业化等的统一，因此对于中医药传统的以流派、家传和个体等区域化和小规模的传统发展模式就必须与时俱进，这就要求我们要发展中医药就必须很好地进行标准化建设。对中药的种植、炮制和加工等，就需要制定统一的标准；对中医的各种名词术语、基础理论、治疗思路、临床治疗方案等进行统一和标准化，只有这样才能够实现中医药的现代化大发展。

三、中医药标准化是中医药科学研究大发展的需要

标准化、规范化是一门学科走向成熟的标志，是科学研究大发展的基本条件之一。中医药标准化建设是对中医药学术的各个领域里内容的系统整理、统一规范和全面提高的过程，通过标准化进一步肯定中医药实践经验、科研成果和新技术等，并能够以标准、规范的形式进行推广应用，使实践经验、科研成果和新技术等转化为现实的生产力，能最大限度地扩大中医药科研成果的推广和重复利用，是中医药技术积累、技术创新与技术传播的平台。只有有了标准化和规范化，中医药科学研究才能够更好地深入开展，更多的科学家才能够开展中医药的科学研究工作，更多人们来研究中医药，最终有利于促进中医药科学研究水平不断发展提高。中医药标准化建设将促进中医药的科技进步，中医药的科技进步必将最终推动世界科技的进步。

四、中医药标准化是中医药临床大发展的需要

随着临床治疗的不断细化分工和研究实践的不断深入，临床研究各个方面标准化成为临床研究发展趋势之一。现代医学之所以能够快速地发展，原因之一就是现代医学临床有很多标准化和规范化的执行文件。标准化的促进因素包括：标准化有助于增加研究过程的科学性和研究结果的可信性，临床试验设计不合理、数据收集不齐全、分析方法不恰当等造成了整个临床试验质量不高，这和从事临床研究的人员能力不足和相关知识缺乏有关，标准化为短期内提高整个临床研究的质量提供了可能；标准化有助于不同来源的数据的整合分析，循证医学要求将不同来源的临床研究数据整合而得出更加确实、可以指导临床诊疗的结论；临床研究各个环节的标准化都有利于增加不同来源数据之间的同质性，使整合的过程更加便利且得出更加确实的结论。在各个临床研究环节中，大家较为熟悉的一个标准化的方面是临床研究报告的规范化。

（一）临床疗效需要标准化的评价

中医药学经历几千年仍长盛不衰的根本原因就在于其独特的理论体系和确切的疗效。如何将疗效的评价标准化，特别是寻找制定中医药的临床疗效标准，是我们需要重点研究的问题。

（二）临床诊断治疗方案需要标准化

中医药标准化临床诊断治疗方案将以建立健全中医药技术标准为重点，中医药技术标准就是在总结、分析中医药学相关知识、技术和临床实践经验的基础上，制定一系列诊断疾病、治疗疾病、临床护理、技术操作、疗效评价等规范和具体要求，是保证和衡量中医药临床疗效和安全性的主要技术依据。通过规范中医药临床诊疗技术，能够克服传统中医医疗服务的主观性和随意性，维护患者的利益，确保患者的安全，全面提高临床一线中医药人员的整体技术水平。

（三）中医药临床技术的推广需要标准化

中医药临床技术环节较多、涉及个人经验较多，但是作为一门技术如果要能够很好地去传播推广，就必须规范化和标准化，这就需要中医药的临床技术进行标准化，才能够实现。

五、中医药标准化是中医药创业实践大发展的需要

标准是被社会所认同的规范，同其他规范一样都能调整社会秩序，规范人们的行为，使之尽量符合客观的规律和技术法则。中医药的规律性和技术性较强，更是这样。中医药要想在当今社会上更好地创业，为了能够持续、良好地发展，需要中医药创业管理标准化。通过中医药管理标准化建设使中医药管理经验系统化、规范化、科学化，将成为中医药科学管理的基础——中医药法制建设的重要组成部分，进一步转变政府职能，规范行业管理，推进依法行政管理中医药创业的必要的手段。要充分依靠专业学会建立行业标准。行业标准的制订意味着一个行业的规范与成熟，为行业的发展提供了必要的依据。行业标准是对没有国家标准而又需要在全国某个行业范围内统一的技术要求所制定的标准。有关中医药行业标准之间应保持协调、统一，不得重复。行业标准由行业标准归口部门统一管理。随着行业标准的发展，一部分发展较好的行业标准便可以上升为国家标准，行业标准在相应的国家标准实施后，即行废止。近些年，社会上有较多的中医药养生保健大健康产业发展较快，其中发展较快的为各种养生保健服务机构和各种培训教育机构。如何提升规范养生保健服务机构的服务质量和服务能力？如何规范培训机构？中医药创业行业服务和培训等需要标准化。培训作为教育体系的一个重要组成部分，占据极其重要的社会地位。在发展的同时，中医养生保健培训行业一直没有明确的概念界定，在行业类型的归属划分上不统一；培训师也没有统一标准和规范，从业人员素质良莠不齐，培训师队伍鱼龙混杂，他们面临着身份不明、职业发展通道不明确等问题。尽快制定企业培训行业标准，提升培训师队伍的专业水平，成为确保全行业健康发展的重中之重。需要积极联合行业相关企事业单位、专家学者，解决行业发展中的瓶颈问题，紧扣行业规范这个关键，不断为企业和培训师搭建良性互通的交流合作平台，以推动中医药保健养生行业的持续健康发展。顺应培训行业发展的趋势，做好培训行业顶层设计布局；将坚持不断为企业与培训师搭建良性互通的交流合作平台，彻底解决人

才发展瓶颈等困境。要有各种标准，解决我国培训产业乱象丛生的问题，解决企业培训师从业标准和资质认证问题，解决企业培训行业中普遍存在"重收费、轻服务"的问题。

综上，我们应该也必须从中医药各行各业的具体标准化建设入手，全面促进中医药全球大发展。通过一系列中医药标准化的建设，能够加速中医药国际传播，推动中医药现代化，促进中医药学术水平，规范中医药行业管理和提高社会服务质量，最终全面提升中医药国内国际的核心竞争力。

第四节　中医药标准化预期目标

为贯彻落实《国务院关于扶持和促进中医药事业发展的若干意见》，充分发挥中医药标准化在中医药事业发展中的基础性、战略性、全局性作用，引领和支撑中医药事业科学发展，国家中医药管理局于 2012 年 11 月 16 日印发了《中医药标准化中长期发展规划纲要（2011—2020 年）》，纲要中提出了 5 个领域、11 个专栏、36 项重点任务。作为今后一个时期指导中医药标准化工作的基本依据，本纲要着眼于推进中医药继承创新，发挥和突出中医药特色优势，提高中医药服务能力和学术水平。坚持立足国内、面向国际，为促进中医药全面发展提供技术保障，全面发挥中医药标准化在中医药事业发展中的引领作用；以健全中医药标准体系、支撑体系为主要任务，以提高中医药标准质量和中医标准化水平为核心，以实施中医药标准化发展规划为抓手，整合优势资源，系统转化医疗、教育、科研成果，全面推进中医药标准化工作在新时期的新发展。其工作的总体目标是：基本建立适应事业发展需要、结构比较合理的中医药标准体系，中医药标准化支撑体系进一步完善，基本满足中医药标准化工作的需求，中医药标准推广应用和监测评价体系初步建立，中医药标准化人才队伍建设明显加强，中医药标准化管理体制和运行机制更加完善，我国实质性参与中医药国际标准化活动的能力有显著提升。在中医药标准化发展战略目标确定的基础上，围绕目标，确定战略任务，开展中医药标准化的重点领域研究。

一、建立健全中医药标准体系

围绕中医药事业发展需求，完成中医药标准制修订，基本覆盖中医医疗、预防保健、教育、科研、中药等领域。

（一）加强中医药基础标准的制定

中医药基础标准是标准体系建设的基础。围绕中医药标准中的共性问题，开展名词术语、通用方法等基础标准的研究制定，重点加强中医名词术语、多语种翻译、信息等标准制修订。加强中医药名词术语研究成果的转化，制修订中医基础理论、临床诊疗、中药、针灸名词术语标准。开展中医药信息基础标准和应用标准的研究制定，加强与国内外健康信息相关标准化机构的联络及标准之间的协调，制修订中医电子病历及相关信息标准、中医药统计信息标准、中医药文献信息标准等。开展中药饮片、方剂编码规则研究，制定中药饮片、方剂与物流领域编码标准。在以前工作基础上，进一步提高和完善，这是中医药标准的基石，也是做好中医药标准的基础。标准制定要高举中医特色旗帜，时刻清醒地认识到，构建的是中医药的标准化体系，不能照搬现代医学的标准。病症名词术语、诊断标准、疗效评价标准等都要符合中医药特点与规律，要能促进中医药的发展。

（二）加强中医药技术标准的制定

1. 中医药技术标准是标准体系建设的核心。以提高中医药临床诊疗质量与水平、发挥中医药特色优势为目标，进一步完善现有中医诊疗技术标准体系。完成中医常见病证诊疗指南、针灸治疗指南的制修订。探索中西医结合诊疗指南的研究制定。开展中医诊疗指南制修订方法研究，制定针灸治疗指南制修订通则和评估规范，形成中医标准制修订技术规范，进一步提高制修订质量和水平。继续推进中医诊疗技术操作规范的研究制定，基本覆盖针灸、推拿等中医常用诊疗技术，加强针灸器材标准的研究制定。开展中医护理技术规范的制修订。围绕中医临床疗效评价的关键问题，加强中医疗效评价方法研究和标准制定，重点研究制定重大疾病中医疗效评价标准，修订中医病证诊断疗效标准，为进一步提高中医医疗服务水平提供技术支撑。

2. 围绕中医"治未病"工作，加强中医预防保健技术标准研究制定。开展不同证类的亚健康人群中医预防指南的研究制定。开展中医预防保健康复技术操作规范制修订，规范预防保健技术方法。加强药膳技术标准的研究制定，规范引导药膳相关技术方法的使用。选择体现中医药特色优势的康复技术方法，研究制定中医康复技术指南。

3. 进一步加强中药相关技术标准的研究制定。加强中药材种子种苗、采收加工标准的研究，开展中药材种子种苗术语规范、检验规程、质量标准和中药材原种生产技术规程的研究制定。开展道地药材标准研制，重点开展道地药材标准通则和道地药材示范标准的研究制定，建立适合道地药材鉴别的质量评价方法、鉴别方法等标准，推动道地药材标准体系建设。加强中医临床用药标准制定，制定中药处方、中药调剂、处方给付、中药饮片煎煮等规范，制定中成药临床使用再评价规范。

（三）加强中医药管理标准的制定

开展医疗保健、教育、科研管理等标准的制修订。

1. 加强中医医疗保健服务机构人员和技术管理标准研究制定，重点开展中医医院建设标准、中医预防保健机构标准、中医医院评审标准的制修订，进一步指导中医医疗保健机构的建设与管理。加强中医医院信息化建设和管理标准的研究制定，制修订中医医院信息系统功能规范等标准。加强中医医疗质量安全管理标准的制定，重点开展中医医疗文书、医疗质量安全评价等标准的制修订，逐步形成中医医疗服务质量安全标准体系。开展中医药从业人员管理标准研究制定，加强中医药行业特有工种职业技能标准的制定，为相关职业教育、职业培训和职业技能鉴定提供科学规范的依据。

2. 开展中医药教育管理标准的研究制定，系统研究制定中医药教育管理标准。与有关部门配合，加强中医药院校教育管理标准制修订，支撑推动中医药院校教育综合改革。着力加快中医药毕业后教育和继续教育领域标准的研究制定，不断适应中医药毕业后教育和继续教育发展的现实需求。

3.开展中医药科研管理标准体系研究，加强中医药科研管理机构建设管理标准、中医药科研人员管理标准和中医药科研项目管理标准的制修订，为推动中医药科学研究健康发展提供技术支撑和保障。

（四）加强民族医药标准的制定

加强民族医药标准的研究制定，鼓励民族地区开展民族医药基础标准和技术标准的研究制定。支持基础条件较好的民族医药领域，开展标准体系研究，研制开展民族医药名词术语等基础标准及相关标准化。扶持基础条件相对薄弱的民族医药领域，开展标准化前期研究和标准的示范性研究。重点加强藏、蒙、维医药名词术语、临床常见病诊疗指南、诊疗技术操作规范及疗效评价标准的研究制定。开展民族医药相关标准的研究制定。进一步推进我国民族医药标准化建设的持续、有序、健康发展。

（五）提高标准制修订质量

1.加强标准制修订管理，严格制修订程序，严把审核质量关。在标准制作过程中，一是把好标准项目关。标准项目要符合顶层设计，符合产业需要和国际需求，范围和使用对象明确，才能从源头上打好标准应用的基础。二是把好标准制定关。建立起从标准制定到推广应用，再到修订的有效循环通路，及时更新，吸纳新的成果和需求，充分发挥各个利益相关方在标准制定中的作用，确保标准的有用、能用、好用。

2.加强中医药标准制修订技术的研究，这是我们行业的弱项，也是制约中医药标准质量的关键环节。要求在标准研究制定时，一定要克服以往简单地以个人临床经验来制定标准的缺陷，而要运用文献研究、多中心大样本临床调查、专家咨询等研究方法，采用聚类分析、因子分析等统计学方法，制定出相应的中医药相关标准。在此基础上，要加强对标准的评价反馈，并结合反馈意见进一步修改完善，最终修订出紧贴实际，解决实际问题的标准化规范。

总之，要统筹兼顾，实现标准数量、质量、结构、效益均衡发展，加快形成覆盖面广、结构层次合理、质量较高的中医药标准体系。

二、建立健全中医药标准化支撑体系

中医药标准化支撑体系建设是保障中医药标准化工作顺利实施的基础性工作，必须与标准体系建设同步推进。以科技支撑、人才保障、体制创新、协调发展为基本原则，全方位、多角度开展中医药标准化支持体系建设。

（一）加强中医药标准化组织机构建设

完善中医药标准化技术组织体系，成立国家中医药管理局标准化管理协调、专家技术和国际咨询委员会，推进民族医药等领域标准化技术委员会的建设。开展中医药各领域标准化研究中心建设，形成中医药标准化研究平台，提高转化中医药科技成果和关键技术问题的攻关能力。

（二）加强中医药标准化人才队伍建设

实施中医药标准化培训专项，以建设一支实践能力强、复合型、外向型中医药标准化人才队伍为目标，开展中医药标准实施推广培训、中医药标准制修订人员技术方法培训和中医药标准化高级人才的培训，提升中医药标准化人员整体水平。推进中医药标准化学科建设，鼓励高等中医药院校开设标准化课程、设立标准化专业。建设一批中医药标准化培训基地，制定中医药标准化人员培训计划，建立中医药标准化后备人才库，构建中医药标准化人才培养体系。尽快培养和造就一批既懂外语又有国际合作经验，既有标准化知识又有中医药专业知识的复合型人才。

（三）加快中医药标准化信息平台建设

推动中医药标准制修订网上工作平台和中医药标准化管理信息系统建设。完成中医药各专业标准化技术委员会等专门网站建设，建设中医药标准化资源共享的信息服务平台，满足社会对中医药标准信息服务需求。为避免中医药标准化信息资源出现条块分割、封闭分散，形成"信息孤岛"，必须加强对中医药标准化、信息化建设的宏观规划和指导。应从中医药标准化信息服务系统、网上工作平台、项目管理系统、标准实施推广与监测反馈信息系统、技术规范和信息标准等5个部分构建中医药标准化信息技术支撑体系。

三、建立健全中医药标准推广应用机制

（一）继续加强中医药标准研究推广基地建设

继续加强中医药标准研究推广基地建设，进一步扩大建设单位的范围和规模，严格遴选考核标准，提高中医药标准应用推广基地能力水平，形成中医药标准应用推广的体系。

（二）形成中医药标准的应用推广机制

1. 将中医药标准作为重大项目立项、实施建设和评估、验收评审的基本要求，加强标准的执行，形成中医药标准应用推广的工作机制和激励机制。

2. 探索中医药标准实施动态监测机制，通过标准的宣贯、培训、监督抽查等多种手段的综合运用，推动中医药标准的有效实施。为标准制定、实施、反馈、修订的良性循环提供保障。

3. 建立中医药标准宣传普及长效机制，开展中医药管理部门、中医医院管理人员的标准化知识轮训。发挥中医药学术组织、行业协会等社会团体的作用，开展多种形式面

向专业领域技术人员的中医药标准应用推广培训。加强对中医药标准化的舆论引导，树立正确的舆论导向，促进中医药行业进一步统一思想，提高对中医药标准化的认识，在全行业营造学标准、懂标准、用标准的良好氛围。

4. 在中医药服务质量评价、中医药科研、教育及重大项目建设管理中，积极采用中医药标准。

四、建立健全中医药标准化管理体制和运行机制

中医药标准化工作是一项复杂的系统工作，涉及多个领域，牵涉多个部门，既要有政府的引导和政策的保障，又要有行业团体的参与及专家的指导。要进一步明确中医药标准化工作不同主体的定位，明确各自职责任务和工作分工。地方中医药管理部门要组织好中医药标准宣传贯彻与实施，着眼于发展新兴领域、填补空白领域、提高技术指标水平、体现地方特点的实际需求，先行先试，组织制定好地方标准，将技术成熟的地方标准上升为行业标准、国家标准，甚至国际标准。全国性各中医药学会、协会等行业组织要发挥组织平台作用，发挥专家技术优势，开展好行业组织标准的制定发布。全国中医、中西医结合、针灸、中药、中药材种子种苗 5 个标准化技术委员会，作为标准化工作的技术组织，要严格审核审查中医药标准，做好中医药标准的技术管理工作。

五、推进中医药国际标准化工作

1. 借助 WHO 和 ISO 等平台，以 WHO 国际疾病分类代码传统医学章节（ICTM）项目和 ISO 中医药技术专业委员会（ISO/TC249）为重点，建设中医药国际标准化体系。开展中医、中药材、中药产品、中医药医疗器械设备、中医药名词术语与信息学等领域国际标准制定工作。抓紧制定一批高质量的中医药国家标准，充分利用国际标准化组织 ISO/TC249 及 WHO 的平台，推动国家标准转化为国际标准。有目的地组织一批国际标准提案的制定工作，建立国际标准项目库。

2. 加强对中医药标准国际化专家的培训，做好中医药标准国际化人才储备。建立中医药国际标准化专家人才库，加强专家队伍建设，培养一批熟悉中医药标准国内外相关领域发展状况，能够胜任标准制定又具有国际经验的核心专家队伍；在高校中探索中医药国际标准化人才开发和培养的有效途径，创新人才培养模式，建设中医药国际标准化后备人才培养基地。

3. 积极争取 ISO/TC249 成员国的支持。通过各种渠道做好各个层面的国际协调工作，积极争取中医药国际标准制定的话语权和主导权，确保我国在中医药国标准化领域的领先地位。

4. 充分重视 ISO/TC249 的内涵建设，切实服务于中医药国际贸易发展。运用各种渠道，动员各国中医药从业人员参加，鼓励他们向本国标准委或标准局争取作为本国代表参会。

5. 继续与 WHO 合作。推进中医药相关标准研制在《国际疾病分类第十一次修订本（ICD–11）》合作的基础上，支持 WHO 传统"手法"标准的制定工作。探索制定和推

广更多的与中医药相关的 WHO 标准。

6. 重视发挥世中联等国际组织在中医药国际标准化中的作用。充分发挥世中联等国际组织作为 ISO/TC249A 级联络组织的作用，深化双向和互惠合作，把其人脉、网络优势转换为国际标准化建设的推动力。

第五节 加快中医药标准化步伐的举措

目前，中医药标准化工作无论是在国内还是国际，都取得了长足进步。但由于标准化工作具有长期性、艰巨性和复杂性的特点，已取得的中医药标准化成果与实际需求之间仍存在着较大差距。要想弥补这些差距，就必须采取相应举措，加快中医药标准化前进的步伐，促进中医标准化的进一步发展。

一、培养标准化意识

中医注重经验传承，其理论的形成主要源于自身体会，学科的发展依靠长期经验积累，这对制定标准造成很大困难。且中医注重个案评价，重视患者主观的感受，形成了以个体诊断治疗和临床事件评价为特点的思维模式。由于这些特点，导致整个中医行业标准化意识不强，许多人认为中医标准化是对个体化诊疗的禁锢，是对中医传统思想的颠覆。事实上，中医标准化并不是现代才产生的，中医学在数千年发展过程中早已逐步形成了标准化的意识，进行了标准化的实践。标准化与个体化之间的关系，本质上就是共性与个性的关系。无论是以个体化否认标准化，还是以标准化抹杀个体化，都是片面的、不正确的认识。想要正确处理好中医药标准化与个体化的关系，既要正确理解标准化的概念及特征，也要搞清楚中医个体化诊疗的真正内涵。同时，在运用标准时要注意从共性中发挥个性，标准自身也会随着个体化诊疗活动的发展而不断得到完善。因此，要想发展中医药标准化，转变陈旧观念、提高标准化意识就显得最为关键。

二、完善标准化体系

目前，我国已初步建立了中医药标准化体系框架、管理体系和运行机制，但体系尚不健全，结构不尽合理；已发布的标准主要为技术标准和临床实践指南，而管理标准和服务标准的制定较薄弱，重要标准缺失；各标准化组织间存在着分工不明确、选题有所交叉、标准代表性不够、水平参差不齐等问题。因此，我们需要进一步完善中医标准体系，有计划地组织开展中医标准的制定工作。当前，中医药标准化项目计划的制定，应以学术上是否成熟、学科发展是否急需为出发点，研究的方向应集中在以下三方面：一是临床急需的、有较成熟研究基础、有广泛临床实践基础的项目，如常见疾病临床指南、常用技术操作规范等，应作为近期制修订项目；二是对于整个中医领域或中医某一类相关具体标准制定有指导作用的所谓"标准之标准"，如技术操作规范通则、临床操作指南导则等，需要先行一步；三是对于多个领域标准化工作有支撑作用的基础标准，应加大这类重要基础标准和方法标准的研究力度，可以提高标准化工作的有效性与科学性。对于那些研究基础薄弱而又需求急迫的标准，需要我们调整思路，边研究，边出标准。同时注意各标准化组织间的协调，明确分工，并建立必要的监督机制。并且在整体推进的基础上，根据需要，突出重点，循序渐进，加强管理标准和服务标准的制定。

三、加强中医药标准制定的方法学研究与战略规划

中医药标准化的方法学研究与战略规划，关乎整个中医药行业的未来。在国家标准方面，由于缺乏系统的规划与指导，导致一些缺乏临床应用基础和科研基础且适用性较差的中医标准发布，而许多急需的基础标准尚未研制。在国际标准方面，由于缺乏高水平的战略研究，未形成前瞻性与科学性的中医国际标准化战略规划，总是等到国外提出或发起一项国际标准提案，中国才仓促上阵应对，结果常常不是盲目跟进，就是简单退出，这方面的教训是深刻的。为了打破这一局面，就必须加强中医药标准制定的方法学与战略研究，根据中医药标准化工作的总体要求和实际情况，对中医药标准化发展进行统筹规划。立足于中医学自身特点，明确中医药标准制定的目的、对象，以及制定中医药标准的方法和准则，重视中医基础标准与方法标准的研究，形成由行业主管部门总体调控，政府部门、国际组织、行业协会、企业、研究单位等相关机构共同参与，资源优化整合，国内国际协同推进，高效推动中医药标准化发展的战略规划。

四、大力培养中医药标准化人才

一项标准从计划到发布，再到反馈与修订，是多方人员共同合作的结果。从起草专家、行业评审专家，到国家标准化管理委员会、国家中医药管理局、全国中医药标准化技术委员会、中国标准出版社，缺一不可。标准的竞争归根结底是人才的竞争，想要制定高水平的标准，必须要有高素质的人才。目前，我国中医药标准化工作都是由相关行业的医生、教师或科研人员兼职负责，既懂中医又会标准，同时有较高外语水平的中医标准化人才十分稀缺。中医药标准化工作的队伍，无论是从覆盖面、技术能力、梯队层次等各方面，都存在很大的提升空间。要想推动中医药标准化工作在国内与国际同时进行、持续发展，就要加强中医药标准化人才的培养。为此，我们需要成立专门的中医标准研究机构，建立一个有效的标准化人才培训体系（包括培养机构、培养对象、培养方法、培训师资等），科学地安排培训内容（包括知识结构、总体素质、标准化基础知识等），制定科学合理的培训（包括选拔、引进、交流等）与管理（含激励）制度，以保证标准化人才适应新时代标准化事业的需要；通过在实践中学习，逐步培养形成一个知识结构合理、整体水平高的新老结合的研究队伍，特别是培养造就若干名具备扎实的中医和标准化等多领域知识、丰富的国际交流经验、熟练的英语表达能力，能够胜任中医标准化研究的学术带头人。

五、保障国家经费投入，积极拓宽经费来源渠道

国家对中医标准化工作十分重视，不断加大对中医标准化工作的投入力度。尽管如此，发展中医标准化所需的资金仍是捉襟见肘。标准化工作是一项基础性、公益性事

业，需要持续的财政投入作为保障。对重点领域的标准制定、标准化基础理论研究、标准信息平台等标准化基础性建设等方面需要提供稳定的资金支持；设立国家中医药管理局标准化研究专项课题，对标准化课题做定性和分级；保障参加国际中医标准化活动的费用；设立标准化培训、奖励专项经费，用于中医标准化人员的培养及专家库的建设，并用于奖励在中医标准化领域取得优秀成果的单位、组织及个人。与此同时，吸纳相关企业组建中医企业联盟，实现中医"产、学、研"有效转换，建立以市场需求为引导的满足标准需求的科研支撑机制，以标准化科研促进企业发展，进而推动企业投资标准化科研，是解决这一问题的有效途径。

六、提升企业对中医药标准化工作的重视程度和参与意识

目前，整个中医标准化工作中，大部分提案来自大学、事业单位和科研机构，由企业提出的比例较少。企业参与的不足，忽略了在实际生产过程中可能会遇到的问题，使标准脱离市场需求。同时，中医国际标准化工作的重要目的就是支持国际贸易，一项国际标准的制定需要 3～5 年的时间，同时投入大量的人力与财力，如果制定的标准不能对国际贸易起到实质性的推动作用，那将是一种巨大的浪费。对于企业自身来说，积极参与标准化活动，有利于企业紧跟技术前沿，扩大企业的知名度与影响力，从而提升企业的核心竞争力。所以，在中医药标准的制定过程中，应加强面向相关企业的标准化宣传工作，提升企业的重视程度和参与意识。通过有针对性的培训和交流，帮助企业掌握参与中医药标准化工作的方法，提高其参与能力。国家应为企业参与相关工作提供便利，并用奖励、税收、政策倾斜等激励机制引导企业参与工作。

七、加强对已有标准的推广与使用

中医标准化工作的重点，不能仅仅放在制定标准上，同时也要将已有标准推广应用，与应用场景相结合。标准应用不广泛，推广不力是重要原因。以往的中医标准化工作，多重制定而轻推广，造成许多中医标准或被束之高阁，或直接不为大部分人所知。所以，要想使已发布的标准得到充分的使用，应当做到：①加强中医标准化基础知识培训。②加大中医标准从计划到制定、实施各环节的宣传力度。有关中医国内与国际标准的研制过程，凡不属于保密的信息，尽可能同步在网上公布，让关心中医标准化的人能及时跟踪相关项目的进展。③在标准立项时，要及时、充分通知全部利益相关方参与，进行充分论证。④在标准制定过程中，要保证标准制定过程的透明度、公正性和权威性。⑤标准发布以后，需制定详细的推广反馈机制，及时开展不同类型和不同层次的推广和培训。⑥随着大数据时代的来临，人工智能、物联网、云计算等新兴信息技术不断应用到中医药领域，给中医药标准化发展带来了前所未有的机遇。通过中医药标准化与中医药信息化的双向融合，将现有的标准化成果用信息化手段应用到中医药实践中，以标准化理念和方法促进中医药信息化建设的规范化，是未来中医药标准化与信息化协同发展的必然趋势，也是我国推广中医标准应用，推动中医药现代化进程的新模式。

八、对老旧标准及时修订与更新

《中华人民共和国标准化实施条例》第二十条规定："标准的复审一般不超过五年。"而现在很多中医标准制定、修订周期过长，滞后、老化现象严重，这些标准非但不能反映中医学术发展的真实情况、适应各项需求，甚至阻碍了中医标准的推广与应用。因此，我们应该重视对已实施标准的评价与反馈，及时修订已发布的标准，不断提升标准的质量和适用性。

九、推进中医药国际标准化工作进程

目前，我国制定的中医标准多为国内标准，国际标准相对较少。这既不符合我国中医发源地的身份，也不利于中医的国际推广。中医要得到各国政府的承认，必须走国际标准化的道路。中医国际标准化既要完成中医与标准化的完美结合，又要协调各方面的利益关系，注定会遇到许多困难。想要进一步推动中医国际标准化发展，除上述几点之外，还要做到：首先，加强对国际标准制定规则的学习，掌握根据 ISO、WHO 等不同组织的规则制定相应的国际标准化途径。只有把握住国际标准的制定规则，形成有效机制，才能将我们已制定的、有国际需求的国家标准有计划地推向国际。其次，在当前的中医国际标准化工作中，我们要善于掌握主导权，因为主导权才是国际标准制定的战略制高点。只有认真研究关键环节与关键技术，牢牢把握主导权，才能实现利益最大化。同时，要利用好国际标准化组织中医药技术委员会（ISO/TC249）成立且秘书处设在我国的有利条件，加强与国际标准化机构、组织的联系和沟通，开展国际交流和协作，将中医药标准化研究提升到一个新的层次。最后，形成有效的沟通协调机制对中医国际标准化工作的开展也起到至关重要的作用。ISO/TC249 成立于 2009 年，但由于各国之间存在分歧，直到 2014 年才发布了 2 项标准。究其原因，技术只是一个方面，更重要的是政治与经济因素。要改变这一局面，各国必须放弃"零和博弈"的思想，深入交流合作，才能共享标准成果。

中　篇　标准化概述

第四章　标准化基本知识▷▷▷▷

第一节　标准和标准化的基本概念

一、标准的概念

近几十年来，国际标准化组织（ISO）和国际电工委员会（IEC）等权威机构曾多次通过发布指南的形式对标准化基本术语进行规范。2002年，我国根据ISO/IEC指南2：1996《标准化和相关活动的通用词汇》，发布了GB/T 20000.1-2002《标准化工作指南 第1部分：标准化和相关活动的通用词汇》。其中，对"标准"的定义是"为了在一定范围内获得最佳秩序，经协商一致制定并由公认机构批准，共同使用的和重复使用的一种规范性文件"。并注明"标准宜以科学、技术和经验的综合成果为基础，以促进最佳的共同效益为目的"。

2014年，我国发布了GB/T20000.1-2014《标准化工作指南 第1部分：标准化和相关活动的通用术语》。该标准代替了GB/T20000.1-2002《标准化工作指南 第1部分：标准化和相关活动的通用词汇》。其中，5.3条给出了标准的新定义。

通过标准化活动，按照规定的程序经协商一致制定，为各种活动或其结果提供规则、指南或特性，供共同使用和重复使用的文件。

注1：标准宜以科学、技术和经验的综合成果为基础。

注2：规定的程序指制定标准的机构颁布的标准制定程序。

注3：诸如国际标准、区域标准、国家标准等，由于它们可以公开获得及必要时通过修正或修订保持与最新技术水平同步，因此它们被视为构成了公认的技术规则。其他层次上通过的标准，诸如专业协（学）会标准、企业标准等，在地域上可影响几个国家。

标准的含义可以从以下几个方面深入理解。

1. 标准需要通过标准化活动，按照规定的程序制定 标准化活动包括标准的研制、发布、实施、监督检查、评价改进（修订）等内容。标准制定有一定的规范化程序，并最终要由公认机构批准发布。这里的公认机构一般指标准机构。标准机构是在国际、区域或国家等层面上承认的，以制定、通过或批准、公开发布标准为主要职能的标准化机构。如我国的国家标准就是由中国国家标准化管理委员会发布的。

2. 协商一致是标准制定的基本要求 标准的制定一定要由各有关方协商一致。由于标准是各相关利益方都关心的文件，在制定中肯定有不同的意见，因而在标准制定中就需要不断进行协调，最后取得一致意见。协商一致是指普遍同意，即有关重要利益相关方对实质性问题没有坚持反对意见，同时按照程序考虑了有关各方的观点并且协调了所有争议。协商一致并不意味着全体一致同意，一旦需要表决，协商一致是有具体指标的，通常以 3/4 或 2/3（根据发布机构制定的规则）同意为协商一致通过的指标。

3. 标准具有共同使用和重复使用的特征 共同使用是指使用人群覆盖范围大，大家都要用；重复使用是指使用频繁，持续时间久，经常要用。某一方单独使用的文件不需要制定标准，某些一次性出现的事物也不一定要制定标准，只有大家或多数都希望共同遵守的，而又反复出现的事物，为了规范它，才需要制定标准。

4. 标准的表现形式是文件 标准是一种提供规则、指南或特性的文件。文件是标准的表现形式。既然是供有关各方共同使用和重复使用的规则，就有它的核心内容，这些内容最终是以文件的形式表现出来，也就是说文件是标准的载体。最初表现为纸质的文件，现在既有纸质的文件，也有磁盘、光碟等电子版的文件。

5. 标准产生的基础是科学、技术和经验的综合成果 标准是一种技术类文件，具有科技含量，是在充分考虑最新技术水平后制定的；标准又是对人类实践经验的科学归纳、整理并规范化的结果。由于在标准制定中需要广泛征求意见，必须经过协商一致，所以保证了制定的标准能够广泛吸收各方面的意见和建议，使得科学、技术和实践经验能够在有机结合后纳入标准。

二、标准化的概念

GB/T20000.1–2002《标准化工作指南 第 1 部分：标准化和相关活动的通用词汇》对"标准化"的定义："为了在一定范围内获得最佳秩序对现实问题或潜在问题制定共同使用和重复使用的条款的活动。

注 1：上述活动主要包括编制、发布和实施标准的过程。

注 2：标准化的主要作用在于为了其预期目的改进产品、过程或服务的适用性，防止贸易壁垒，并促进技术合作。"

GB/T20000.1–2014《标准化工作指南 第 1 部分：标准化和相关活动的通用术语》3.1 条给出了"标准化"最新的定义："为了在既定范围内获得最佳秩序，促进共同效益，对现实问题或潜在问题确立共同使用和重复使用的条款以及编制、发布和应用文件的活动。

注 1：标准化活动确立的条款，可形成标准化文件，包括标准和其他标准化文件。

注 2：标准化的主要效益在于为了产品、过程或服务的预期目的改进它们的适用性，促进贸易、交流以及技术合作。"

从上述定义可以看出：标准化是一项活动。这种活动的结果是制定条款及编制、发布和应用文件。制定条款的目的是为了在既定范围内获得最佳秩序，促进共同效益。所制定条款的特点是共同使用和重复使用，针对的对象是现实问题或潜在问题。

再结合标准的定义可以得出：多项条款的组合构成了规范性文件，如果这些规范性文件符合了相应的程序，经过了公认机构的批准，就成为标准或特定的文件（如国家标准化指导性技术文件）。所以，标准是标准化活动的主要成果之一。

标准化具有动态性和相对性。标准化是一个动态的概念，是随着科技的进步和社会的发展而不断变化发展的。因此，标准没有最终成果，标准在深度上的持续深化和在广度上的不断扩张正体现了标准化的动态特征。标准化也是一个相对的概念，表现在随着事物的发展，标准化与非标准化、共性和个性的相互不断转化的发展规律上。其实这与标准的动态性密不可分。因为任何已经标准化的事物和概念，都可能随着社会的发展、环境的变化，突破已有的共同规定，成为非标准化。因此，这种事物和概念的标准化——非标准化——再标准化，共性——个性——共性的交替进化，推动标准化永无止境地发展。

三、标准与标准化的区别和联系

标准和标准化的概念，既有区别，又有联系。前者强调结果，后者突出过程，而过程与结果是密不可分的。标准是实践经验的总结，是标准化活动的产物、成果。具有重复性特征的事物，才能把以往的经验加以积累，标准化就是这种积累的一种方式。一个新标准的产生是这个积累的开始，标准的修订是积累的深化。《中华人民共和国标准化法》指出："标准化工作的任务是制定标准、组织实施标准以及对标准的制定、实施进行监督。"标准化工作任务的实现，都要通过制定和贯彻具体的标准来体现。标准化过程就是人类实践不断积累与不断深化的过程。因此，标准化活动不能脱离制定、修订和贯彻标准。这是标准化工作的基本任务和主要内容。

第二节　标准化的对象、范围和作用

一、标准化的对象

在国家标准 GB/T20000.1-2002《标准化工作指南 第 1 部分：标准化和相关活动的通用词汇》中给出了标准化对象的定义，即标准化对象是指"需要标准化的主题"。这里的"主题"从广义理解，即指"产品、过程和服务"。"产品"是指系统、分系统、设备、制造零部件、元器件、原材料等；"过程"主要指管理，如质量管理、环境管理、工程过程管理等；"服务"除了生产服务之外，还包括信息服务、运输服务、邮电服务、金融服务等。

通常，标准化对象包括两方面的内容：一是标准化的研究对象，二是标准化工作的对象。前者是各工作对象总和构成的总体，主要研究各种具体对象的共同属性、本质和普遍规律，又称总体对象；后者指需要制定标准的对象或各专业标准化工作的对象，也称具体对象。研究对象和工作对象是共性与个性的关系。研究对象是工作对象的指南，工作对象是研究对象的基础。

因为标准是对重复性事物基本特征的发掘和阐释的一种形式，也是实践经验的总结。只有事物具有重复出现的特性，标准才能重复使用，才有制定标准的必要。所以，尽管标准化的对象已经从技术领域延伸到经济领域和人类生活的其他领域，但标准化对象的内涵仍然为有限的特征，即"重复性概念"和"重复性事物"。例如，中医四大经典是对中医基础理论、病证诊疗规律、用药规律等内容的高度提炼和规范，是从个体化诊疗活动中总结、提炼出来的具有可重复性特征的方案，可以成为中医药标准的研究对象。

二、标准化的范围

标准化研究的范围与特定历史时期人类生产、生活的活动范围有关。当今社会，标准化的范围除了生产、科研、管理、流通和消费领域外，还扩大到人类生活和经济技术活动等其他领域。在标准化的发展过程中，随着标准化研究领域的扩大，标准化工作的领域也会随之扩展。例如，我国过去的标准化工作主要是制定和贯彻工农业生产和工程建设中的技术标准，随着国家对经济管理、行政事务、工作方法等方面的发展，标准化活动的范围也随之扩展到相应领域，包括中医药在内的服务业也逐渐成为标准化研究的范围。

三、标准化的地位和作用

标准化的目的是在一定范围内获得最佳秩序，实现效益最大化。因此，标准化在经济、科技、环保、卫生等社会生活的各个领域具有重要的地位，深刻影响着社会经济、政治和文化的发展，其重要作用主要体现在以下几个方面。

首先，标准化是建立最佳秩序的工具。现代化的大生产以先进的科学技术和生产的高度社会化为特征。先进的科学技术表现为生产过程的速度加快、质量提高，对生产的连续性和节奏性等要求增强；生产的高度社会化表现为社会分工越来越细，生产协作越来越广泛，需要几百、上千个企业互相协作共同完成。为此，要统一技术参数、统一规格要求、统一技术规范、统一管理程序等工作，企业之间的经济联系日益密切。这种社会化的大生产，必定要以某种秩序的建立为前提，而标准恰好是建立这种秩序的工具。通过制定和使用标准，来保证各生产部门的活动，在技术上保持高度的统一和协调，以使生产正常进行。

标准化的产品、过程和服务，为人们的劳动过程建立了最佳秩序，提供了共同语言及相互了解的依据，为人们的生产和生活活动确立了目标，既能促进人们的活动不断地合理化，又可从全局出发，约束各利益方的行为规范，既有规范效应，又有自我约束的作用，是维护市场经济秩序的重要基础。

其次，标准化可促进资源合理配置，提高社会经济效益。标准化的一个重要内容之一是合理简化品种、规划品种系列、实现零部件通用互换，是专业化生产的基础和前提。大量使用标准件、通用件，使用高效率的标准化工装，可加快产品设计、研制速度，缩短研制生产周期，促进社会资源合理配置。具体而言，标准化应用于科学研究，可以避免重复劳动；应用于产品设计，可以缩短设计周期；应用于生产，可使生产在科学和有秩序的基础上进行；应用于管理，可促进统一、协调、高效率；应用于环境保护，可促进自然资源的合理利用，保持生态平衡，维护人类社会当前和长远的利益。

再次，标准化可促进管理质量提升，维护社会和谐稳定。标准化是科研、生产、使用三者之间的纽带。一项科研成果，一旦纳入相应标准，就能迅速得到推广和应用，从而促进技术进步。标准化用于质量管理，可使质量管理体系在世界范围内迅速推广和应用，使质量管理体系循着有序、最佳秩序的途径得以推广和应用；标准化用于军工产品研发，制定国家军用标准和国防工业标准，可使国家国防建设和武装设备达到国际先进水平；标准化用于科技成果，可加速科技成果的转化，提升整个生产技术水平，促进产业结构调整和升级，从而增强国家的整体科技实力；标准化用于企业产品，可以作为市场调节的一种工具，为生产者、销售者、消费者所认同，既可直接推动市场交易，又可成为政府对市场实施干预的有效手段，从而维护公平竞争、保护消费者合法权益；标准化用于社会治理，可助推科技发展，维护社会自治，促进社会的和谐和稳定；标准化用于安全卫生，可保障人民的身体健康和生命财产安全；标准化用于环境保护，可促进社会的经济发展和长治久安。

标准化的约束力甚至可以跨越地区或国家的界限。这种约束力就是一种权威，一种能够对现代化大生产从技术上和管理上进行协调和统一的权威，是标准化很重要的社会功能。这种功能的发挥和技术进步、管理现代化和社会生产力的增进密不可分。质量的提高、成本的降低、消耗的减少、工期的缩短等都是这种功能的体现。因此，这种功能不仅可产生巨大经济效益，其巨大的社会效益也是无法估量的。

另外，创新是人类社会发展的动力之源，一个国家的创新能力日益成为综合国力的象征，企业的创新能力也是企业竞争能力的核心要素。习近平总书记指出："标准助推创新发展，标准引领时代进步。"标准化与创新看似是两个完全对立的过程，但实际上，两者是相互促进、相辅相成的。创新不仅有成本，而且有风险，取得创新成果并不是最终目的，要把创新成果扩散，要转化成商品，由于标准的科学性和权威性，使它成为扩散创新成果并将其商品化的重要途径，同时这也是促进标准化创新的动力。

标准化的实施，还可以在国际贸易中发挥积极影响。国际标准化机构能够在贸易协商阶段进行有效的磋商与协调，将各国之间的技术标准进行统一化管理，在一定程度上可以消除国与国之间的技术壁垒，合理发挥国际贸易中技术标准化的策略，使贸易中的各参与方共同签订标准化协议，维护贸易双方的权益。实施国际标准化还有利于在国际贸易争端中找寻仲裁依据。随着经济全球化的深入发展，国际贸易中在技术上的争端层出不穷，为了解决这些不必要的争端，在贸易合同中买卖双方可以按照国际标准规定交货标准，为国际贸易技术争端提供了有效的仲裁依据，维护当事人的合法权益，最终使各国执行统一的国际标准。贸易标准化的实施可以有效促使各国贸易主体进行沟通，在协商一致的情况下共同推进经济发展。

第五章　标准化基本理论▷▷▷▷

第一节　标准化过程理论

一、标准化过程概念

过程是指事情进行或事物发展所进行的程序。标准化过程是指在制定标准的过程中所进行的一系列活动的过程，主要指根据国家有关法律法规及其工作实际需要，对国家管理部门职责范围内的诸如医疗、保健、科研、产业、文化、国际交流等领域制定的国家标准、行业标准及其他标准。

二、标准化过程模式

标准化的过程模式，反映的是标准化的基本过程。其包括标准的制定、标准的实施、标准实施的信息反馈。

（一）标准的制定过程

标准的制定过程，是标准信息产生的过程。根据涉及标准的类别不同，如国际标准、国家标准、团体标准、企业标准，这个过程所包含的活动内容也会有所不同。国内外相关组织部门，发布了专门的导则性文件来规范标准的制定过程。

但是标准制定过程大体相似，包括的系列活动有：①进行标准需求调研，明确制定标准的目的和要求；②根据需求对相关问题进行试验研究论证；③起草标准并反复征求意见，必要时补充调研或试验；④编写送审稿并组织审查；⑤编写报批稿并经主管机构复核、审批、发布。

（二）标准的实施过程

标准是实践经验的总结并用来指导实践、统一实践，只要通过实施才能验证制定的标准是否科学、合理。实施过程中不仅可以验证标准的准确性，而且可促进标准的改进和发展。

不同标准实施的难易程度不同、要求的条件不同，难以做出统一规定。以较为重大且涉及面较广的标准为例，其具体过程可包括：①实施过程策划，以明确目标、责任、程序、进度、措施；②实施组织准备、物资准备、技术资料准备、人员培训等工作；

③总结和改进，进行效果评价，提出改进意见，必要时修订标准。

（三）标准实施的信息反馈过程

标准实施的信息反馈，即在标准实施过程中及时把握出现的相关问题，向有关组织及时反馈信息，对标准做必要调整或采取某些补救措施。此项过程旨在防止标准负面影响扩大、降低标准化风险。信息反馈是标准化过程的最后一个环节，是过程的终结，也是下一个过程的开始，是助推标准化过程的永动力。

三、标准化过程控制

建立标准化过程控制模式，首先要运用系统方法对纳入标准化这个大系统中的各个分系统、子系统及各分（子）系统之间相互关联、相互作用的关系加以识别、理解和监控管理，在使用资源有限的条件下，对系统运行过程进行有效受控，从而使系统整体效应大于构成要素的个体效应的代数和，并最终促进系统整体效益的提高；在标准化过程控制中对中医药临床、科研、教学、对外交流等起到应有的规范、监督和促进作用。标准化过程控制主要包括以下4个方面：标准化制定的标准、标准化临床推广中试用范围、标准化人才培养数据的收集及标准化临床应用效果评价机制。

（一）标准化制定的标准

在前期标准化会议中要明确制定标准化的标准，制定标准的主要单位要积极参加标准化会议，同时严格考核该行业既往制定的标准，针对既往标准化出现的问题：①标准化西化严重；②标准体系仍很不完善，标准实用性不强；③从业人员标准意识淡薄，标准基本成摆设；④标准与教材衔接不够，影响标准化权威性。在过程控制中要着重对以上4点进行针对性改进，要求在标准研究制定时，一定要克服以往简单地以个人临床经验来制定标准的缺陷，而要运用文献研究、多中心大样本临床调查、专家咨询等研究方法，采用聚类分析、因子分析等统计学方法，制定相应的中医药相关标准。在此基础上，要加强对标准的评价反馈，并结合反馈意见进一步修改完善，最终修定出紧贴实际，解决实际问题的标准化规范。

（二）标准化推广中试用范围

标准化在临床推广中针对推广单位应严格考核其应用范围，不能盲目扩大或缩小应用范围，针对阴性数据应予以保留。针对标准化临床实施过程中，实施者是否规范参与培训及培训次数和考核合格等情况，都应建立具体、明确的考核标准。进一步加大标准研究和应用推广力度，加强标准的实施和监测反馈，提高标准的质量和应用水平。标准化实施过程还必须接受标准化主管部门的监督和管理。充分利用现代科技，使用数据分析解决晦涩难解、不易统一的部分，并应以现代易于准确掌握的信息传播方式呈现，建立可重复、易学习、易操作的客观化体系。

（三）标准化人才培养数据的收集

参照目前已有的标准示范建设单位、标准研究推广基地（试点）建设单位运行模式，定期组织开展标准化培训班，其培训内容涉及中医药标准的制定、推广及应用等各个方面，培养大批熟悉标准化规则的标准化人才。同时建立全国标准化技术委员会专家库，为标准制定、修订和推广应用储存人才和培养骨干力量。对相关各种培训班、组织及相关研究机构的建立应严格把关，对其数据应严格考核。其数据采集包括围绕医疗（临床技能）、教育、科研管理等方面，重点是中医医疗、科研、教育机构和人员资质资格标准的制定、修订。

（四）标准化应用效果评价机制

标准在正式推广前需要对各单位进行系统培训，交叉考核，反馈意见。各个推广单位将标准化应用于临床过程中，不能因为标准化而失去个性化，不能不顾现实条件成熟与否，盲目地一刀切，使标准统一得过细、过死而失去个性化特色。对标准化实施过程中出现的意见及时回收，协同专家组，针对意见依据临床反馈数据进行修订。对标准化组织与运行考核机制应积极制定相关标准。针对既往标准出现的问题，应明确规范。

第二节　标准化方法原理

标准化方法原理是指在长期的标准化实践活动基础上，经过归纳概括而形成的，用以指导标准制定及实施过程的科学有效的方法，通常包括简化原理、统一化原理、通用化原理、系列化原理、组合化原理和模块化原理六种。

一、简化原理

（一）简化原理定义

简化原理指为了经济有效地满足需要，对标准化对象的结构、型式、规格或其他性能进行筛选提炼，剔除其中多余的、低效能的、可替换的环节，精炼并确定能够满足全面需要所必要的高效能环节，保持整体构成精简合理，使之功能效率最高。

（二）简化原理的要点

1. 简化的目的　是为了更经济、更有效地满足需要。

2. 简化的原则　①进行简化时，既要对不必要的多样化加以压缩，又要防止过度压缩；②对简化方案论证需以特定的时间、空间范围为前提；③不能以简化而损害消费者的利益；④对产品规格的简化要形成系列，其组合应符合数值分级制定。

3. 简化的基本方法　是对处于自然存在状态的对象进行科学筛选和提炼，剔除其中多余的、低效能的、可替换的环节，精炼出高效能的、能满足全面需要所必要的环节。

4.简化的实质 不是简单化而是精炼化，其结果不是以少替多，而是以少胜多。

（三）简化实施中必须把握的界限

1.简化的必要性界限 在事后简化的情况下，只有当多样性的发展规模超出了必要的范围时，就应该（或才允许）简化。

2.简化的合理性界限 就是通过简化应达到"总体功能最佳"的目标。

二、统一化原理

（一）统一化原理定义

统一化原理是指为了保证事物发展所必需的秩序和效率，对事物的形成、功能或其他特性，确定适合于一定时期和一定条件的一致规范，并能使这种规范与被取代的对象在功能上达到等效。

（二）统一化原理的基本思想

1.统一化的目的是确立一致性。

2.经统一而确立的一致性适用于一定时期。

3.统一的前提是等效。

（三）统一化原理的要点

1.统一是为了确定一组对象的一致规范，其目的是保证事物所必需的秩序和效率。

2.统一的原则是功能等效，从一组对象中选择确定一致规范，应能包含被取代对象所具备的必要功能。

3.统一是相对的，确定的一致规范只适用于一定时期和一定条件，随着时间推移和条件改变，旧的统一就要由新的统一所代替。

（四）统一化遵循的原则

1.同质性 实施统一化的对象必须具有相同的质或相同的内容，只是在量的方面或表现形式方面存在着某些差异。

2.等效原则 指把同类事物两种以上的表现形态归并为一种（或限定在一特定范围）时，确定的一致性与被取代的事物和概念之间必须具有功能上的可替代性，即当众多标准化对象中确定一种而淘汰其余时，被确定对象所具备的功能应包含被淘汰对象所具备的功能。

3.适时原则 指统一规定的时机要选准，既不能过早，也不能过迟。

4.适度原则 指要合理地确定统一化的范围和指标水平。

5.先进性原则 就产品标准来说，就是要促进质量提高。

（五）统一化原理的应用范围

1. 概念、标志、符号的统一。

2. 产品品种规格和特性的统一。

3. 产品零部件的统一。

4. 数值和参数的统一。

5. 程序和方法的统一。

三、通用化原理

（一）通用化原理定义

通用化原理是指在互换性的基础上，尽可能地扩大同一对象（包括零件、部件、构件）使用范围的一种标准化形式，或指在互相独立的系统中，选择和确定具有功能互换性或尺寸互换性的子系统或功能单元的标准化形式。

通用化是以互换性为基础，互换性是指产品（或零件）的本质特性以一定的精度重复再现，从而保证一个产品（或零件）可以用另一个产品（或零件）替换的特性，或指在不同时间、地点制造的产品（或零件），在装配、维修时，不必经过修整就能任意替换使用的性能。

（二）通用化原理的要点

1. 通用化的对象　一是物，如产品及其零部件的通用化；二是事，如方法、规程、技术要求等的通用化。

2. 通用化的目的　最大限度地扩大同一产品的使用范围，从而最大限度地减少零部件在设计和制造过程中的重复劳动。

3. 具备互换性的通用化条件　零部件尺寸上具备互换性；功能上具备一致性；使用上具备重复性；结构上具备先进性。

（三）通用化的主要方法

1. 集中的方法　即在进行系统设计时就做好零部件的通用化规划，绘制通用件图册，编制独立的技术文件。

2. 积累的方法　在对产品系列设计时，要全面分析产品的基本系列及派生系列中零部件的共性与个性，从中找出具有共性的零部件周围通用件，此后根据情况发展，有的还可以发展为标准件。在单独设计某一产品时，应尽量采用已有的通用件。新设计零部件要充分考虑其以后被采用为新产品的可能性，并逐步发展成通用件。

（四）通用化的意义

1. 简化管理程序。
2. 缩短产品设计、试制周期、扩大生产批量。
3. 提高专业化水平和产品质量。
4. 方便用户维修，最终形成各种劳动和物化劳动的节约。

四、系列化原理

（一）系列化原理定义

产品系列化简称系列化，是对同一类产品中的结构型式和主要参数规格进行科学规划的一种标准化形式。

系列化是指通过对同一类产品发展规律的研究，市场需求发展趋势的预测，结合自身的生产技术条件，经过全面的经济技术比较，将产品主要参数、型式、尺寸等做出合理安排和规划，以协调系列产品和配套产品之间的关系。系列化是使某一类产品系统的结构优化、功能最佳的标准化形式，是标准化的高级形式。

（二）系列化原理的要点

1. 系列化是简化的延伸。系列化摆脱了标准化最初独立地、逐个地制定单项产品标准的传统方式，是从全局考虑问题。
2. 简化是产品泛滥超过一般需要之后才进行的，而系列化则是为防止这种产品泛滥而预先做出的科学安排。所以，系列化源于简化而高于简化，不仅能够简化现存的不必要的多样性，还能有效地预防未来不合理的多样性的产生，使同类产品的系统结构保持一个相对稳定的最佳状态。
3. 产品系列化包括制定产品参数系列标准，编制系列型谱和开展系列设计三个方面。

（三）系列化的意义

1. 满足市场不同范围、不同层次个性化需求。
2. 可以加速新产品的开发，提高产品质量，方便使用和维修，减少备品配件的储备量。
3. 合理简化品种，扩大通用范围，增加生产批量，有利于提高专业化程度；可缩短产品工艺设计与制造的期限和费用，提高效率。

五、组合化原理

（一）组合化原理定义

组合化是按照标准化的原则，设计并制造一系列通用性很强且能多次重复应用的单元，根据需要拼合成不同用途产品的一种标准化形式。组合化是一种古老的标准化形式，建筑用的砖、活字印刷都是组合化的典型例子。

（二）组合化原理的要点

1. 以较少的种类单元组合成功能各异的制品，能有效控制零部件的多样化，以获得生产的经济性。

2. 组合化开创了适应多种组装条件的可能性，从而为实现既满足产品多样化、个性化的需要，又尽量减少新产品型号的理想生产方式奠定基础。

3. 依据系列化原则设计的单元及单元分类系统可以成组加工和组织专业化集中生产。

4. 通过组合化能更充分地满足消费者需求，用户能及时更换老产品，能为消费者带来效益。

（三）组合化的意义

1. 在基础件统一化、通用化的条件下，对产品的结构和性能采用组合设计，可以实现多品种、小批量、性能多变的生产方式，既满足市场需求又保证零部件结构相对稳定。

2. 既能保持一定的生产批量，又不降低生产专业化水平，这为单一品种大批量生产的企业向多品种小批量生产的转变找到出路，也给加工装配型企业带来根本性变化。

3. 运用组合设计系统，可改变以往产品投产后再强行统一化的传统方法，可促进标准化的方法和形势发生深刻变化。

六、模块化原理

（一）模块化原理定义

模块通常是由元件或子模块组合而成的、具有独立功能的、可成系列单独制造的标准化单元，通过不同形式的接口与其他单元组成产品，且可分、可合、可互换。

模块化以模块为基础，综合了通用化、系列化、组合化的特点，能应对复杂系统类型多样化、功能多变的标准化形式。每个模块完成一个特定的子功能，所有的模块可按某种方法组装成一个整体，完成整个系统所要求的功能。

（二）模块化的内容

1. 功能模块 包括基本功能模块、辅助功能模块、特殊功能模块等，都可根据产品的特点进一步细分为更具体的功能模块。

2. 结构模块 依据模块在产品系统中所处的地位和模块之间的关系，可将模块划分为不同等级，也称分级模块。该分级体系通常包括高层模块、分模块（或子模块）、通用模块、专用模块等。高层模块通常由相应分级系统中低一级模块组成；最低等级模块则由元件或分元件组成，元件或分元件的构成要素叫作负分元件，是分级体系中最基本的模块元件。

（三）模块化的意义

1. 模块化产品的派生和更新换代可通过变换模块的方式实现，是以少变求多变的产品开发策略，适应需求变化快、技术更新周期短的市场趋势。

2. 模块化设计和制造是以最少要素组合最多产品的方法，既最大限度减少不必要的重复，又最大限度地重复利用标准化成果，便于实行大规模定制生产，有利于缩短周期，降低开发成本，保证产品的性能和可靠性。

3. 产品维修和更新换代都可通过更换模块来实现，不仅快捷方便，还可以使用户减少损失，节约资源。

4. 模块的可分解性、兼容性、互换性、可回收再利用等属于绿色产品的特征，符合制造业的发展方向，具有广阔的前景和竞争力。

5. 产品开发设计的模块化决定了生产的模块化，从而决定了组织结构的模块化，有利于推动产业结构和生产方式的变革。

第三节　标准系统的管理原理

一、标准系统的内涵

系统是由相互依存的若干个部分组成的、具有特定功能的有机整体。无论在自然界还是人类社会中，普遍存在着各种各样的系统。标准也同样具有系统属性，并且存在着各种各样的标准系统。

标准系统，一般是指为实现确定的目标，由若干相互依存、相互制约的标准组成的具有特定功能的有机整体。标准系统的相关理论是现代标准化方法论的基石，也是建立标准系统管理一系列原理的出发点。标准系统不是从来就有的，是人类社会发展到一定阶段后的产物，属于人类社会系统中具有特定功能的人造系统。在具体相关领域，标准系统的形成过程即是实施标准化的过程。

二、标准系统的基本特征

标准系统的基本特征主要有如下几个方面。

（一）目标性

任何标准系统的建立都有其明确目的和目标，如保障健康、安全，或保证产品质量等。标准系统的目标是创造这个系统的人们的愿望的反映，是人类意志的体现，具有具体化、定量化的特征。这是标准系统具有管理功能的重要原因。

（二）集合性

古代标准通常是孤立发生作用，而现代标准化以标准的集合为特征。任何一个标准几乎都难以独自发挥其效应。随着生产社会化程度的提高，标准的集合性也在增强。

（三）层次性

任何一个标准系统都不是杂乱无章的堆积，整个标准系统的结构是有秩序、分层次的。其结构层次性由系统中各要素间联系方式及系统运动规律等因素决定。

（四）开放性（或动态性）

标准系统既不是封闭的，也不是绝对静止的。它需要同环境进行相互作用、交换信息，并且不断淘汰不适用的要素，及时补充新的要素，使标准系统处于不断进化的过程。这个特性增强了标准系统的活动力和外界适应性，也是标准系统发展的动力。

（五）阶段性（相对稳定性）

由于标准系统不是理想的自组织系统，它的发展阶段性是人为控制的，其发展是有阶段的。而且其效应的发挥要求标准系统处于稳态。如果标准系统的发展阶段同客观环境的发展步伐脱节，就会出现标准滞后于客观实际的现象，因此必须对其进行控制。总体而言，稳定性是相对的，开放性（动态性）是绝对的。如何处理好它们的关系，是对标准系统进行管理时需认真把握的关键问题。

三、标准系统的管理

标准系统效应的发挥除了需要系统内部诸要素间的相互作用，还受到外部环境变化的影响。而且，由于这个系统不能进行自我调节，所以需要由人对它进行管理。

标准系统的管理，主要是运用计划、组织、监督、控制、调节等职能和手段，对标准系统内部各要素间的关系及同外部环境间的关系进行协调，正确处理标准系统发展过程中的各种矛盾，充分发挥其系统功能，从而促进标准系统的健康发展。

标准系统的原理主要是针对标准系统的宏观管理，并且带有假说的性质。这些原理包括系统效应原理、结构优化原理、有序原理、反馈控制原理。

(一) 系统效应原理

标准系统与组成该系统的各个标准的关系，类似于整体与局部的关系或个体与总体的关系。标准系统的效应，不是直接地从每个标准本身而是从组成该系统的互相协同的标准集合中得到的，并且这个效应超过了标准个体效应的总和。这就叫作系统效应原理。其含义包含如下两个方面。

1.标准系统是一个不可分割的整体，其效应不是孤立要素的简单叠加，而是一个完整的系统效应，既与组成该系统的各个标准及它们的结构有关，又不是各个标准个体效应的简单总和。同时，每个标准的个体效应，又受它所从属的系统的影响和制约。这种效应一般比各个标准效应的简单总和大得多。

2.标准化活动是由人力、物力、财力、技术、信息等要素构成的社会活动。根据不同的需要或特定的目标，通过对各要素的合理筹划和有机组合，形成系统，便可产生特殊的效应——系统效应。它能使有限的资源产生更大的能量，用较小的代价取得更大的效益，在较短的时间内求得更快的发展速度。因此，系统效应才是标准化管理追求的目标。

总之，系统效应原理是指导标准化活动最基本的原理，它的思想应贯穿于标准化的全过程。在对标准系统进行设计时，应具有系统意识或全局观念，从实现整个系统的总目标出发，对每个子系统的功能进行要求。只有追求较好的系统效应，才能进行有效的管理。

(二) 结构优化原理

标准系统的结构，是指标准系统要素内在的有机联系形式。任何一种标准系统的要素都按照一定的次序排列或组合。标准系统要素的阶层秩序、时间序列、数量比例及相关关系，依系统目标的要求合理组合，使之稳定，并能产生较好的系统效应，就是结构优化原理。其含义如下。

1.标准系统的结构不是自发形成的，是优化的结果，只有经过优化的系统结构，才能产生较好的系统效应。标准系统的结构优化是对标准系统进行宏观控制的一项重要任务。

2.按照结构与功能的关系，不断地调整和处理标准系统中的矛盾成分和落后环节，保持系统内部各组成部分有基本合理的配套关系和适应比例，以提高标准系统的组织程度，使之发挥更好的效应，就是结构的优化。

3.标准系统的某种状态持续稳定出现，其功能才可持续发挥。其实现一是要使各相关要素之间建立稳定的联系；二是提高结构的优化水平，并特别注意处理好与环境的协调关系。其稳定程度既是结构优化的目的，也是衡量优化效果的依据。

4.改进系统的结构可以提高和改进系统的功能，发挥更大的组织效应；反之，不合理的结构会导致对系统功能的削弱。

实现结构优化的方法主要有协调、综合标准化，建立标准系统的层次结构，编制标准体系表等。

（三）有序原理

标准系统的功能与其状态相关。标准系统的状态即其组织程度表现为有序或无序，保持或提高标准系统的有序性是提高标准系统功能的基础。这就是标准系统的有序原理。有序程度越高，系统功能越好；有序程度越低，无序程度越高，系统功能越差。对标准系统进行管理的一项重要任务就是保持或提高其有序程度。

由必要的适用标准组织起来的系统才是有效的。标准系统并非越大越好，标准也不是越多越好。没有明确目标的无序系统，不会发挥出其应有的系统功能。标准系统的有序状态是整体协调的结果。当标准系统不能适应客观要求时，即系统处于不稳定的无序状态，可向系统补充某些具有激发力的、功能水平较高的标准。

总之，"标准化活动就是我们为从无序状态恢复到有序状态而做出的努力"。

（四）反馈控制原理

标准系统演化、发展及保持结构稳定性和环境适应性的内在机制是反馈控制；系统发展的状态取决于系统的适应性和对系统的控制能力，就是反馈控制原理。它的含义如下。

1. 在标准系统建立和发展过程中，只有通过经常的反馈（指负反馈），不断调整同外部环境的关系，提高系统适应性，才能有效地发挥系统效应，并使系统朝有序程度较高的方向发展。

2. 标准系统同外部环境的适应性和有序性，都需要由人为的控制系统（标准化管理部门）实行强有力的反馈控制。因此，标准化管理部门的信息管理系统是否灵敏、健全，管理系统的控制能力、管理水平如何，对标准系统的发展有重要影响。

3. 标准系统效应的发挥，依赖于标准系统结构的优化；标准系统的稳定是有序化的结果，所有这一切都离不开反馈控制，是不可分割的理论体系。

由此可见，标准系统的管理原理既不是孤立存在的，也不是孤立地起作用的。这些原理之间密切联系，而且相互渗透、相互依存，形成了一个理论整体。

第六章　标准化工作导则和方法 ▷▷▷▷

　　标准化工作导则，即指导如何编写标准的基本总则，为标准的编写质量提供了有效的保证，对我国国家标准、行业标准、地方标准和企业标准的制定和修订工作起到了重要的指导作用。标准工作导则分为标准的结构与编写、标准的制定程序两个部分。研制中医药标准的方法有两种：自主研制标准和采用国际标准。我国中医药标准的制定主要采用自主研制的方法。

第一节　标准的结构与编写

一、编写标准的基本原则

　　标准的编写必须掌握相关的原则，从而能够更加深入地理解编写标准的具体规定，并能够将相应的规定更好地贯彻于标准编制的全过程。

（一）统一性

　　统一性是对标准编写及表达方式的最基本的要求。统一性强调的是每项标准或系列标准（或一项标准的不同部分）内，标准的文体和术语等保持一致：标准结构的统一，即标准的章、条、段、表、图和附录的排列顺序的一致；文体的统一，即类似的条款应由类似的措辞来表达，相同的条款应由相同的措辞来表达；术语的统一，即同一个概念应使用同一个术语；形式的统一，即标准的表述形式，诸如标准中条标题、图表标题的有无应是统一的。

（二）协调性

　　协调性是针对标准之间的，它的目的是"为了达到所有标准的整体协调"。为了达到标准系统整体协调的目的，在制定标准时应注意和已经发布的标准进行协调。遵守基础标准和采取引用的方法是保证标准协调的有效途径。尤其应该遵守现行基础标准的有关条款，将能够有效地提高标准的协调性。

（三）适用性

　　适用性指所编写的标准内容便于使用、实施的特性，并且易于被其他的标准和文件所引用。

（四）一致性

一致性指起草的标准应以相应的国际文件（如有）为基础并尽可能与国际文件保持一致。起草标准时如有相应的国际文件，首先应考虑以这些国际文件为基础制定我国标准，在此基础上还应尽可能保持与国际文件的一致性。

（五）规范性

规范性指从起草工作开始到随后的所有阶段均应遵守我国现已建立的支撑标准制修订工作的基础性系列国家标准（包括 GB/T 1《标准化工作导则》、GB/T20000《标准化工作指南》、GB/T 20001《标准编写规则》、GB/T 20002《标准中特定内容的起草》等）及相关法律法规。

二、标准的结构

标准的结构可以从内容和层次两个方面进行搭建。

（一）按照内容划分

由于标准之间的差异较大，较难建立一个普遍接受的内容划分规则。一般而言，针对一个标准化对象应编制成一项标准并作为整体出版，在特殊情况下，可编制成若干个单独的标准或在同一个标准顺序号下将一项标准分成若干个单独的部分。

1. 单独标准的内容划分 所有标准的内容都是由各种不同要素构成的，一份标准结构的要素示例见图 6-1。根据要素的性质、位置、必备和可选的状态可将标准中的要素归为不同的类别。

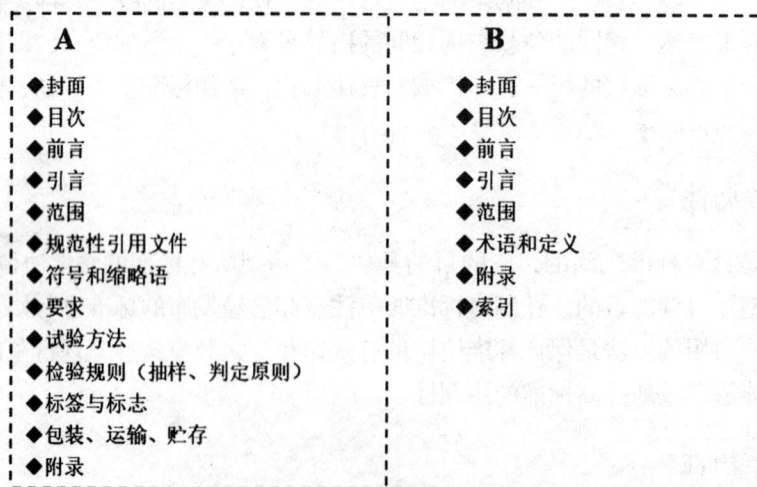

A	B
◆封面	◆封面
◆目次	◆目次
◆前言	◆前言
◆引言	◆引言
◆范围	◆范围
◆规范性引用文件	◆术语和定义
◆符号和缩略语	◆附录
◆要求	◆索引
◆试验方法	
◆检验规则（抽样、判定原则）	
◆标签与标志	
◆包装、运输、贮存	
◆附录	

图 6-1 标准结构示例

注：A：一般标准的结构示例；B：标准机构示例：GB/T 12346-2006 腧穴名称与定位。

（1）按照要素的性质划分：①规范性要素；②资料性要素。

（2）按照要素的性质和在标准中的位置划分：①资料性概述要素；②资料性补充要素；③规范性一般要素；④规范性技术要素。

（3）按照要素必备的和可选的状态划分：①必备要素；②可选要素。

各类要素在标准中的典型编排及每个要素所允许的表述方式，见表6-1。

表 6-1　标准中要素的典型编排

分类方式	要素类型		要素[a]的编排	要素所允许的表述形式[a]
按性质分类	规范性要素	规范性一般要素	标准名称	文字
			范围	条文 图 表 注 *脚注*
			规范性引用文件	文件清单（规范性引用） 注 脚注
		规范性技术要素	术语和定义 符号、代号和缩略词 要求 …… 规范性附录	条文 图 表 注 *脚注*
	资料性要素	资料性概述要素	封面	文字
			目次	文字
			前言	条文 注 *脚注*
			引言	条文 图 表 注 *脚注*
		资料性补充要素	资料性附录	条文 图 表 注 *脚注*
			参考文献	文件清单（规范性引用） *脚注*
			索引	文字

续表

分类方式	要素类型	要素ª的编排	要素所允许的表述形式ª
按状态分类	必要性要素	**封面** **名称** **前言** 范围	
	可选性要素	除了上述四个要素外的其他所有要素	

注：表中各类要素的前后顺序及其在标准中所呈现的具体位置。
　　ª黑体表示"必备的"；正体表示"规范性的"；斜体表示"资料性的"。

　　一项标准不一定包括表中的所有规范性技术要素，同时可以包含表以外的其他规范性技术要素。规范性技术要素的构成及其在标准中的编排顺序根据所起草的标准的具体情况而定。

　　2. 根据标准化对象的不同内容、不同性质等可划分成若干个单独的部分

　　（1）一项标准分成若干个单独的部分时，通常有诸如下列特殊需要或具体原因：标准篇幅过长；后续的内容相互关联；标准的某些内容可能被法规引用；标准的某些内容拟用于认证。

　　（2）标准化对象的不同方面有可能分别引起各相关方（如生产者、认证机构、立法机关等）的关注时，应清楚地区分这些不同方面，最好将其分别编制成一项标准的若干个单独部分，如健康和安全要求、性能要求、维修和服务要求、安装规则。

　　（3）一项标准分成若干个单独的部分时，可使用下列两种方式：①将标准化对象分成若干个特点方面，各个部分分别涉及其中的一个方面，并且可能单独使用；②将标准对象分为通用和特殊两个部分，通用方面作为标准的第一部分，特殊方面作为标准的其他各部分。

（二）按照层次划分

　　一项标准的层次可划分为部分、章、条、段、列项和附录等形式（见表6-2）。不是所有的标准都必须按表中给出的层次编写，而需根据标准的具体结构、篇幅多少和内容繁简等情况确定。但无论什么样的标准，标准中至少要有章、条、段3个层次。

　　1. 部分　是一项标准被分别起草、批准发布的系列文件之一。一项标准的不同部分具有同一个标准顺序号，共同构成了一项标准。部分应使用阿拉伯数字从1开始编号，编号应位于标准顺序号之后，与标准顺序号之间用下脚点相隔。例如：××××.1，××××.2等。

　　2. 章　是标准内容划分的基本单元，是标准或部分中划分出的第一层次。标准正文中的各章构成了标准的规范性要素。每一章都应使用阿拉伯数字从1开始编号。在每项标准或每个部分中，章的编号从"范围"开始一直连续到附录之前。每一章都应有章标题，并置于编号之后。

表 6–2　层次及其编号示例

层次	编号示例
部分	××××.1
章	5
条	5.1
条	5.1.1
段	[无编号]
列项	列项符号；字母编号 a ）、b ）和下一层次的数字编号 1 ）、2 ）
附录	附录 A

3. 条　是对章的细分。章以下有编号的层次均称为"条"。一个层次中有两个或两个以上的条时才可以设条。而条的设置是多层次的，第一层次的条可分为第二层次的条，第二层次的条还可分为第三层次的条，需要时，一直可分到第五层次。条的编号使用阿拉伯数字加下脚点的形式，编号在其所属的章内或上一层次的条内进行，例如第 1 章内的条的编号：第一层次的条编为 1.1，1.2……，第二层次的条编为 1.1.1，1.1.2……，一直可编到第五层次，即 1.1.1.1.1.1，1.1.1.1.1.2……。条的标题是可以选择的，每个第一层次的条最好设置标题，并置于条的编号之后。对于无标题的条，可将条首句中的关键词或短语标为黑体，以表明所涉及的主题。

4. 段　是对章或条的细分。段没有编号，这是段与条的最明显的区别。为了不在引用时产生混淆，应避免在章标题或条标题与下一层次条之间设段。

5. 列项　是段的另一种表示形式，一般没有编号。列项是段中的一个子层次，作用是突出并列的各项，强调各项的先后顺序。列项需要同时具备两个要素，即引语和被引出的并列各项。在列项的各项之前应使用列项符号（破折号"——"或圆点"·"），或在列项中的项需要识别时使用字母编号，即后带半圆括号的小写拉丁字母，如 a ）、b ）、c ）等进行标示。在字母编号的列项中，如果需要对某一项进一步细分成需要识别的若干分项，则在各分项之前使用数字编号，如后带半圆括号的阿拉伯数字，如 1 ）、2 ）、3 ）等进行标示。

6. 附录　是标准层次的表现形式之一。附录按其性质分为规范性附录和资料性附录。规范性附录的作用是给出标准正文的附加或补充条款。资料性附录的作用是给出有助于理解或使用标准的附加信息。每个附录均应在正文或前言的相关条文中明确提及。附录的顺序应按在条文中提及先后次序编排。

每个附录的前三行内容提供了识别附录的信息。第一行为附录的编号，如"附录 A""附录 B""附录 C"等。第二行为附录的性质，即"（规范性附录）"或"（资料性附录）"。第三行为附录标题，每个附录均应当有标题。

每个附录中章、图、表和数学公式的编号均应重新从 1 开始，编号前应加上附录编号中表明顺序的大写字母，字母后跟下脚点。例如：附录 A 中的章用 "A.1" "A.2" 等表示，图用 "图 A.1" "图 A.2" 等表示。

三、要素的起草

拟起草标准之前，需根据标准的需要选择不同的要素，各个要素内容的选择和编写是初步搭建标准结构后需要进行的工作。

（一）资料性概述要素

1. 封面　是资料性概述要素，同时也是一个必备要素。在标准封面上根据具体情况需要给出识别标准的信息：标准的层次、标准的标志、标准的编号、被代替标准的编号（如有代替某个标准）、国际标准分类号（ICS 号）、中国标准文献分类号、备案号（不适用于国家标准）、标准名称、标准名称对应的英文译名、与国际标准的一致性程度标识、标准的发布和实施日期、标准的发布部门或单位等，见图 6-2。在标准征求意见稿和送审稿的封面显著位置还应按 GB/T 1.1-2009 的规定，给出征集标准是否涉及专利的信息。

2. 目次　为可选的资料性概述要素。为了显示标准的结构，方便查阅，设置目次是必要的。如果需要设置目次，则应以 "目次" 作标题，将其置于封面之后。根据标准中要素的具体情况，目次中应列出的内容为前言、引言、章、带有标题的条（需要时列出）、附录、附录中的章、附录中带有标题的条、参考文献、索引、图、表。具体编写目次时，在列出上述内容的同时，还应列出其所在的页码。

3. 前言　是资料性概述要素，同时又是一个必备要素。前言应位于目次（如果有的话）之后，引言（如果有的话）之前，用 "前言" 作标题。前言中不应包含要求和推荐型条款，也不应包含公式、图和表。前言主要陈述本文件与其他文件的关系等信息，应视具体情况依次给出下列内容。

（1）标准结构的说明　对于系列标准或分部分标准，在第一项标准或标准的第 1 部分的前言的开头应说明标准的预计结构；在每一项标准或每一个部分中应列出所有已经发布或计划发布的其他标准或其他部分的名称。

（2）标准编制所依据的起草规则　如 "本标准按照 GB/T 1.1-2009 给出的规则起草"。

（3）标准所代替的标准或文件的说明　给出被代替的标准（含修改单）或其他文件的编号和名称，列出与先前版本相比的主要技术变化。

（4）与国际文件、国外文件关系的说明　以国外文件为基础形成的标准，可在前言陈述与相应文件的关系；与国际文件存在着一致性程度（等同、修改或非等效）对应关系的标准，应按照 GB/T 20000.2 的有关规定陈述与对应国际文件的关系。

（5）有关专利的说明　凡可能涉及专利的标准，如果尚未识别出涉及的专利，应按照 GB/T 1.1-2009 的规定在前言中给出有关专利的说明。

ICS 11.040.99
C 31

国际标准分类号

中国标准文献分类号 ｜ 标准的标志

GB

中华人民共和国国家标准

标准的层次 ｜ 标准的编号 — GB 2024—2016
代替 GB 2024—1994

被代替标准的编号

标准名称（中文）

针 灸 针

Acupuncture needles

标准名称对应的英文译名

标准发布日期 ｜ 标准实施日期

2016-06-14 发布 ｜ 标准发布部或单位 ｜ 2018-07-01 实施

中华人民共和国国家质量监督检验检疫总局
中国国家标准化管理委员会 发 布

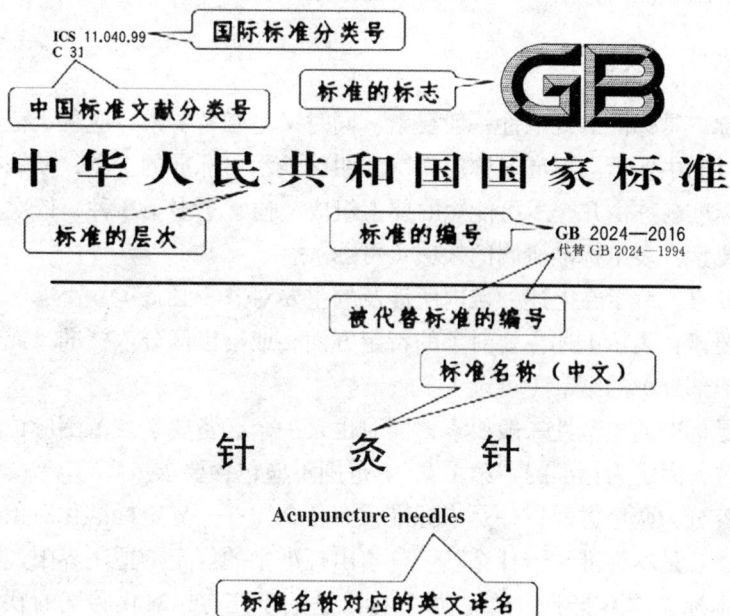

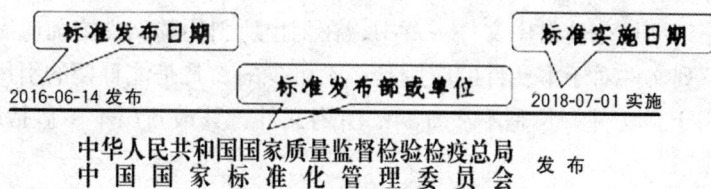

图 6-2 标准封面上给出的识别标准的信息

（6）标准的提出信息（可省略）或归口信息的说明 在标准的前言中应视具体情况依次给出标准的提出、归口、起草单位、主要起草人等信息。如本"标准由全国×××标准化技术委员会×××提出"或"本标准由×××归口"。

（7）标准的起草单位和主要起草人 如"本标准起草单位：×××"和"本标准主要起草人：×××"。

（8）标准所代替标准的版本情况的说明 如果所起草的标准的早期版本多于一版，则应在前言中说明所代替标准的历次版本的情况。

4.引言 是一个可选的资料性概述要素。如果需要设置引言，则应用"引言"作标题，并将其置于前言之后。在引言中不应包含要求，也不应编号。引言主要给出标准技术内容的特殊信息和说明，以及编写该标准的原因。

（二）规范性一般要素

1.标准名称　是标准的规范性一般要素，同时又是必备要素，应置于范围之前，并且应在标准的封面中标示。标准名称应简练并明确表示出标准的主题，使该标准与其他标准相区分。标准名称由几个尽可能短的要素组成，通常不多于 3 种，依次如下。

——引导要素：表示标准所属的领域（可选）。

——主体要素：表示在上述领域内所涉及的主要对象（必备）。

——补充要素：表示上述主要对象的特定方面，或给出区分该标准（或部分）与其他标准（或其他部分）的细节（可选）。

2.范围　是标准的规范性一般要素，同时也是一个必备要素。范围应位于每项标准正文的起始位置，固定为标准的"第 1 章"。范围不应包含要求。

范围的内容分为两个方面：一是本标准"有什么"——界定标准化对象和涉及的各个方面的内容；二是本标准"干什么"——给出标准中的规定的适用界限。在特殊情况下，可以陈述本标准"不能干什么"。如本标准适用于充有二氧化碳气的软饮料，不适用于由发酵法自身产生的二氧化碳气的饮料。

3.规范性引用文件　是标准的规范性一般要素，又是一个可选要素。所谓"规范性引用"是指标准中引用了文件或文件的条款后，这些文件或条款即构成了标准整体不可分割的一部分，所引用的文件或文件条款与本标准的规范性要素具有同等的效力。如果标准中需要规范性引用文件时，则应以"规范性引用文件"为标题单独设章，否则就不写。该章内容的表述形式由"引导语 + 文件清单"组成。

（1）引导语　规范性引用文件一章中，在列出所引用的文件之前应有一段固定的引导语，即"下列文件对于本文件的应用是必不可少的。凡是注日期的引用文件，仅注日期的版本适用于本文件。凡是不注日期的引用文件，其最新版本（包括所有的修改单）适用于本文件"。

（2）文件清单　在引导语之后，要列出标准中所有规范性引用的文件。①对于标准中注日期的引用文件，应在文件清单中给出文件的年号或版本号及完整的名称，对于引用的标准则给出标准的编号和名称。②对于标准中不注日期的引用文件则应给出文件的年号或版本号，对于引用的标准则仅给出标准的代号、顺序号和标准名称。③标准中如果直接引用了国际标准，在文件清单中列出这些国际标准编号后给出国际标准名称的中文译名，并在其后的圆括号中给出原文名称。④如果引用的文件可在线获取，宜提供详细的获取和访问路径（源网址），保证溯源性。

（3）规范性引用文件的范围　①可以被引用的文件（或标准）：国内具有广泛可接收性和权威性，并且可公开获得的文件，如国家标准、行业标准、地方标准、国内有关文件等；ISO/IEC 公布并可获得的文件，如国际标准、ISO 或 IEC 有关文件、其他国际标准及其他国际有关文件；上述文件的作者或出版者同意引用时，方可引用。②不可以被引用的文件：不能公开获得的文件；资料性引用文件；标准编制过程中参考过的文件；上述文件根据需要可列入参考文献。

（三）规范性技术要素

1. 术语和定义　"术语和定义"是规范性技术要素，在非术语标准中该要素是一个可选要素。它仅给出为理解标准中某些术语所必需的定义。其目的是为了给使用者提供方便，将标准中使用到的不易理解的术语一一列出并进行定义。如果标准中有"术语和定义"，应以其为标题单独设章。"术语和定义"的表述形式由"引导语＋术语条目"构成。

（1）引导语　①在给出具体术语条目之前应有一段引导语。②只有标准中界定的术语和定义适用时使用下述引导语："下列术语和定义适用于本文件。"③除了标准中界定的术语和定义外，其他文件中界定的术语和定义也适用时使用下述引导语："……界定的及下列术语和定义适用于本文件。"④只有其他文件界定的术语和定义适用时使用下述引导语："……界定的术语和定义适用于本文件。"

（2）术语条目　最好按照概念层级进行分类和编排，并由术语的条目编号来明确。任何一个术语条目应至少包括四个必备内容：条目编号、术语、英文对应词、定义。根据需要术语条目还可增加以下附加内容：符号、专业领域、概念的其他表述方式（如公式、图等）、示例和注等。

2. 符号、代号和缩略语　是规范性技术要素，在非符号、代号标准中该要素是一个可选要素。它给出了为理解标准所必需的符号、代号和缩略语清单。如果标准中有需要解释的符号、代号或缩略语，则应以"符号、代号和缩略语"或"符号""代号""缩略语"为标题单独设章，以便进行相应的说明。符号、代号或缩略语清单宜按照字母顺序编排。

为了方便，该要素可与要素"术语和定义"合并，放在一个复合标题之下。

3. 规范性附录　为可选要素，给出标准正文的附加或补充条款，其内容是构成标准整体内容不可分割的一部分。附录是为了突出标准的主要内容，使标准的整体结构更为合理，层次更清楚，避免"头重脚轻"。如果需要设置附录，应在标准的正文中提及附录。如"符合附录A的规定""见附录C"等。

（四）资料性补充要素

1. 资料性附录　资料性附录为可选要素，给出有助于理解或使用标准的附加信息，不能有规范性要求，不应有要声明符合标准而应遵守的条款。

2. 参考文献　为资料性补充要素，也是一个可选要素。在编写标准的过程中必定会引用一些其他参考文献。这些参考文献应放在标准的最后一个附录之后。参考文献应另起一页，每个参考文献应在中括号中加序号。

3. 索引　为资料性补充要素，并且是一个可选要素。索引可以为我们提供一个不同于目次的检索标准内容的途径，可以从另一个角度方便标准的使用。如果有索引，则应将其作为标准的最后一个要素。电子文本的索引自动生成。

四、要素的表述及其他规则

（一）条款的表述

标准中的各类要素由不同类型条款的组合而构成。根据条款所起的作用可将其分为如下三种类型。

1. 陈述型条款　表达信息的条款，可通过汉语的陈述句或利用助动词来表述。表达陈述型条款的助动词有三种："可"或"不必"；"能"或"不能"；"可能"或"不可能"。

2. 推荐型条款　表达建议或指导的条款，通常用助动词"宜"或"不宜"来表达。

3. 要求型条款　表达如果声明符合标准需要满足的准则，并且不准许存在偏差的条款。要求型条款可以通过汉语的祈使句或利用助动词来表述。表达要求型条款的助动词有"应"或"不应"。

（二）条款内容的表述形式

条款内容在表述时，根据不同的情况可采取以下 5 种表述形式。

1. 条文　是条款的文字表述形式，也是表述条款内容时最常使用的形式。标准中的文字应使用规范汉字。标准条文中使用的标点符号应符合 GB/T 15834《标点符号用法》的规定。标准中数字的用法应符合 GB/T 15835《出版物上数字用法》的规定。

2. 注和示例　条文的注和示例的性质为资料性，是条款的辅助表述形式。在注或示例中应给出有助于理解或使用标准的附加信息。

3. 脚注　条文的脚注也是资料性的，也不能在脚注中规定要求，应尽量少用。条文的脚注应置于相关页面的下边。脚注和条文之间用一条细实线分开。

4. 图　是条款的一种特殊表述形式，如果用图表述的内容比用文字表述得更清晰易懂时，则宜使用图。每幅图在条文中均应明确提及。每幅图的构成至少包括：图、编号、图题、图注等。

5. 表　也是条款的一种特殊表述形式，当用表表述所要表达的内容比用文字表述得更简洁明了时，则宜使用表。表与图相似，在条文中均应明确提及。表的使用需要注意，不准表中有表，或次级表，但允许有续表。表一般也包括：表、编号、标题、表注等。

（三）其他规则

在编写标准时还会涉及一些其他问题，例如，编写标准中为减少重复或避免标准篇幅过大等问题，该如何使用"引用"这一问题？标准中用到的一些组织机构的全称、简称和缩略词如何表述？标准中涉及商品名、专利等问题的处理，还有数值的选择与表述，量、单位及其符号、数学公式、尺寸和公差的表达等，受篇幅限制，大家具体可参阅 GB/T 1.1–2009《标准化工作导则 第 1 部分：标准的结构和编写》。

第二节　标准的制定程序

标准制定是标准化工作的核心工作，要想有效地开展标准化工作，标准的制定就应该有计划、有组织、有秩序地按一定程序进行。目前我国国家标准制定程序一般划分为9个阶段：预备阶段、立项阶段、起草阶段、征求意见阶段、审查阶段、批准阶段、出版阶段、复审阶段和废止阶段。当然上述程序也不是一成不变的，如对下列情况，制定国家标准可以采用快速程序：①对等同采用、等效采用国际标准或国外先进标准的标准制修订项目，可直接由立项阶段进入征求意见阶段，省略起草阶段；②对现有国家标准的修订项目或中国其他各级标准的转化项目，可直接由立项阶段进入审查阶段，省略起草阶段和征求意见阶段。而其他级别的标准，如行业标准、地方标准、企业标准的制定程序可以此为参照，在保证质量的前提下，可根据实际情况，简化各阶段的某些环节或步骤。

一、预备阶段

预备阶段是标准计划项目的提出阶段，其主要任务是提出新工作项目建议。这一阶段自各级专业标准化技术委员会或各级主管部门收到新工作项目建议提案起，至将新工作项目建议上报各级标准化行政主管部门止。

国家标准、行业标准、地方标准、企业标准或团体标准的制定，应根据我国市场经济和社会发展的需要，在相关研究及必要的论证基础上，预先提出新项目建议。而各级标准化行政主管部门也可以随时向社会征集标准制修订项目建议，各有关部门、单位、组织或个人也可以随时提出和上报标准制修订项目建议。

标准的制定项目建议应包括：拟制定的标准名称和范围、标准草案或大纲，制定该标准的依据、目的、意义及主要工作内容，国内外相应标准及有关科学技术成就的简要说明，工作步骤及计划进度、工作分工，制定过程中可能出现的问题和解决措施，经费预算等。

二、立项阶段

立项阶段自各级标准化行政主管部门收到新工作项目建议起，至各级标准行政主管部门下达新工作项目计划止。确定制修订新标准的项目，通常称为标准立项。这一阶段的任务为提出新工作项目。

各级标准化行政主管部门负责对各有关部门、单位、组织或个人提出和上报的标准制修订项目建议进行审查、批准立项，并下达标准制修订项目计划。

国家标准的立项，是根据《国家标准管理办法》，由国务院标准行政主管部门提出编制国家标准年度计划，下发到国务院各有关行政主管部门和全国专业标准化技术委员会。国务院标准化行政主管部门，负责对各专业标准化技术委员会提出的项目建议进行审查、协调、确定项目任务书，必要时还可以对项目计划进行调整和增补（修改）。急需制定的标准项目可以进入标准制修订快速程序。

行业标准和地方标准的立项审批与国家标准的立项审批基本相同，行业标准由行业标准归口部门统一管理。地方标准由省、自治区、直辖市标准化行政主管部门统一管理。

企业标准则由企业的有关部门提出制修订标准立项申请，由企业法人或企业法人授权的负责人审批，批准后由各有关部门下达标准制修订计划。

三、起草阶段

起草阶段自技术委员会收到新工作项目计划起，落实计划，组织项目的实施，至标准起草组完成标准征求意见稿止。这一阶段的主要任务为完成标准征求意见稿：成立标准起草工作组，通过调查研究，编制标准征求意见稿，以及编制说明和有关附件。

（一）成立标准起草工作组

标准制修订项目计划下达后，由标准的归口部门或标准项目提出部门组织标准制修订工作小组，也称标准起草组，负责标准的起草工作。

（二）调查研究

充分调查、掌握相关资料是保障标准质量的重要依据。因此，起草阶段必须进行广泛的调查研究，搜集完善相关的资料，主要包括：

1. 国内外有关标准及法规包括同一或同类标准化对象的各种技术标准及相关法律规则。

2. 国内外最新科技成果包括有关科技文献、出版物、专利、科研成果等，由此获得大量的技术情报，掌握国内外相关科学技术发展的水平和趋势，准确地确定标准的技术水平。

3. 试验数据列入标准的技术要求，必须以试验数据为依据，对标准的技术内容或技术指标应进行反复的试验验证。

4. 生产实践资料，生产的技术水平等。

（三）起草征求意见稿和编制说明

对搜集到的资料进行整理分析、对比、选优后，根据标准化的对象和目的，按技术标准编写要求起草标准征求意见稿和编制说明。起草标准由一个人执笔，也可分成若干部分分别由几个人起草，最后由一个人整理完成，经起草小组集体讨论后定稿。编制说明是标准起草全过程的真实记录。主要内容包括（以下内容依据具体标准草案而定，不是所有编制说明都具备的内容）：

1. 任务来源，起草单位，协作单位主要起草人工作概况。

2. 制定标准的必要性和意义。

3. 主要起草工作成绩过程。

4. 制定标准的原则和确定主要技术指标、实验方法的依据。

5. 有争议条款的说明。

6. 采用国际标准或国外先进标准的程度及与国内外同类标准水平的对比情况。

7. 标准性质的建议包括推荐性标准、强制性标准或条文强制标准。

8. 与现行法律、行政法规、标准的关系。

9. 其他应说明的事项。

10. 参考标准、文献、资料目录。

四、征求意见阶段

征求意见阶段自标准起草工作组将标准征求意见稿发往有关单位征求意见起，经过收集、整理回函意见，提出征求意见汇总处理表，至完成标准送审稿止。这一阶段的主要任务是完成标准送审稿。标准草案征求意见是制定标准的重要环节，要做到周密、细致、完备。

（一）征求意见

标准起草工作组完成标准征求意见稿、标准编制说明后，要经专业技术委员会或提出单位技术负责人审核同意后，方可对外征求意见。发往征求意见的单位应与本标准有密切关系的生产、使用、科研、监督检疫单位及有关大专院校。如果是产品标准，还应该征求主要经销单位的意见。企业标准征求意见，还应将标准草案（征求意见稿）发布企业内有关部门。标准还特别要注意征求对标准有分歧意见单位的意见。征求意见时，要明确征求意见期限。被征求意见单位应在规定的期限内回复意见，预期不回复的，按无意见处理。回复意见涉及重要技术指标时，应附上必要的基础数据。对于分歧较大的意见，要及时进行调处、分析和研究，强调联系和协商，提出解决方案。

（二）综合意见，形成标准送审稿

标准起草小组对征求来的意见要汇总整理，逐条讨论，确定处理结果，对意见的处理应填写《意见汇总处理表》，作为审查会讨论的依据和报批标准的附件。标准起草小组依据处理结果，修改征求意见稿，提交标准归口部门或提出部门审查，同意形成标准送审稿。

五、审查阶段

审查阶段自技术委员会收到起草工作组完成的标准送审稿起，经过会审或函审，至工作组最终完成标准报批稿止。这一阶段的主要任务是完成标准报批稿。

（一）标准送审稿的审查方式

标准送审稿的审查方式有两种，即会审或函审。对技术内容复杂、涉及面广、分歧意见较多的标准宜采用会议审查；特殊情况或标准技术内容简单、意见分歧少、较成熟的标准可以采取函审。依据《关于加强强制性标准管理的若干规定》，强制性标准必须采用会议审查。

（二）标准送审稿的主要审查内容

一要审查标准草案是否与国家有关法律法规、行政规章、强制性标准相抵触；二要审查技术内容是否符合实际与科学技术的发展方向，技术要求是否先进合理，是否符合市场需求等。

（三）标准送审稿的主要审查人员及通过

判定国家标准、行业标准及地方标准的审查由各专业技术委员会组织有关专家进行，没有专业技术委员会的，可由标准化行政主管部门和项目主管部门或提出部门共同组织审查。参加审查会的代表应包括行政机关、生产、使用、销售、科研、检验及大专院校等各有关方面的专家或长期从事与标准有关的科研生产或标准工作的具有较丰富实践经验的人员。使用方面的代表人数不应少于 1/4。会议审查如需表决，必须有出席会议代表人数的 3/4 同意为通过。标准起草人不能参与表决。函审时，应有 3/4 回函同意通过，回函不足 2/3 的，应重新组织函审。企业标准的审查会由企业自行组织。

标准审查应充分发扬民主、尽量听取各方面不同意见，对代表提出的合理意见应积极采纳，对有分歧的技术内容，可通过民主协商的方式达成一致意见。对在审查会上做出的主要修改意见，要形成会议纪要，修改内容较多的可作为会议记录附件处理。对需要起草小组落实的内容，起草小组落实后要及时将落实的结果通知与会代表和专家。审查会结束后，起草小组应根据会议决定的修改内容将送审稿改为标准报批稿。

六、批准阶段

批准阶段自各级相关行政主管部门收到标准报批稿起，至标准行政主管部门批准发布国家标准止。这一阶段的主要任务是批准发布标准，提供标准出版稿。经审查不符合要求的标准草案予以退回至起草单位，限时解决问题后再行审核。

审查通过的标准可以报批国家标准，由国务院标准化行政主管部门统一审批、编号、发布。行业标准由行业标准归口部门审批编号发布。地方标准由省、自治区、直辖市标准化行政主管部门审批、编号、发布。企业标准由企业法人或法人代表授权的主管领导审批发布。

涉及国际贸易的强制性标准，应根据我国关于《制定、采用和实施标准的良好行为规范》的承诺，向世界贸易组织（WTO）各成员国通报，自通报之日起 60 天之后，无反对意见，国务院标准化行政主管部门方可批准、发布。

依据《中华人民共和国标准化法》，行业标准、地方标准报批发布后，还应向国务院标准化行政主管部门和国务院有关行政主管部门备案。企业标准批准发布后，需报当地政府标准化行政主管部门和有关行政主管部门备案。

七、出版阶段

标准出版阶段自各标准出版单位收到标准出版稿起，至标准正式出版止。这一阶段主要任务是提供标准出版物。经批准发布后的标准报批稿送交至出版单位，一般经过编辑加工、复终审、激光排版、校对、制版、印刷、装订等程序后，即可完成标准正式文本的出版。

八、复审阶段

标准发布实施后，制定标准的部门应当根据科学技术的发展、生产的进步和经济建设及消费者需求的变化，适时进行复审。我国标准化实际工作中，标准的审查周期一般不超过5年。随着科学技术的快速发展，标准的复审周期将越来越短。

国家标准、行业标准的复审工作应纳入专业标准化技术委员会或行业标准化归口部门的日常工作计划。各专业标准化技术委员会每年向国务院标准化行政主管部门报告标准的复审结果，国务院标准化行政主管部门应对送报的复审结果进行审查、确认和批复，并及时向社会公布。标准的复审结果分为：继续有效、修订或废止。标准复审后，对不需要修改的标准可确认继续有效，其顺序号、年代号不变。对需要修改的标准可作为修订项目申报，列入修订计划，按照标准的制修订程序进行修订；对与国家现行法律法规、行政规章、强制性标准相抵触或内容已不适应当前的经济建设和科学技术发展需要的标准，由技术委员会或相关部门对该标准提议废止。

地方标准的复审工作由地方标准化行政主管部门提出复审计划，标准的提出或技术归口机构负责具体的复审工作，并应将复审结果报地方标准化行政主管部门确认和批复，复审结果由标准化行政主管部门向社会公布。企业产品标准由企业自行复审，复审后报当地标准化行政主管部门重新备案。

九、废止阶段

现有标准经复审，标准的内容已经不适应当前经济建设和科学技术发展的需要，或已被新的标准所代替，已无存在的必要，由各级标准化行政主管部门批准、公布，予以废止。

第三节　标准编写的方法和要求

一、编写中医药标准的方法

编写中医药标准的方法有两种：一是自主研制标准；二是采用国际标准，也就是经常称的"采标"。由于中医药发源于中国，而后传到韩国、日本，乃至全世界。因此，我国中医药标准的制定主要采用自主研制的方法。

（一）自主研制标准

自主研制标准是中医药标准制定的主要形式和方法，中医药标准的制定一般是在已经确定标准编制对象、明确标准名称的基础上，明确需要规范标准化对象的范围、标准的使用人群。

中医药标准的类型有规范、规程和指南三类。规程以推荐型条款为主，推荐的以"过程"为主；规范以要求型条款为主，规定的是以"结果"为主；指南以陈述性条款为主。标准类型不同，技术内容也会不同，设置的条款类型也会不同。在明确上述内容后，就可以着手具体编写标准了。一般来讲，编写标准时，规范性技术要素的编写在前，其他要素在后。各要素具体如何编写，详见本章第一节。

（二）采用国际标准

《WTO/TBT 协议》附件 3 的 F 条规定："当国际标准已经存在或即将完成时，各标准化机构应以它们或其有关的部分，作为正在起草标准的基础，除非这些国际标准或其有关的部分是无效的或不适用的，例如，因为保护程度不够，或因为基本气候或地理因素，或基本技术问题等原因。"各国起草标准要以国际标准为基础，我国也不例外。《中华人民共和国标准化法》第四条规定："国家鼓励积极采用国际标准。"以国际标准为基础制定我国标准时，在分析研究的基础上，需要确定我国标准与相应国际标准的一致性程度。不同的一致性程度需要选取不同的采用国际标准的方法。国家标准与国际标准的一致性程度分为三种：等同采用、修改采用和非等效。等同采用、修改采用是"采标"，而"非等效"并不是"采标"。

二、编写标准的基本要求

（一）正确

标准中规定的技术指标、参数、公式及其他内容都要正确可靠。规定的指标必须以现代科学技术的综合成果和先进经验为基础，并经过严格的科学验证。对标准中的图样、表格、数值、公式、化学分子式、计量单位、符号、代号等均应进行仔细复核，消除一切技术错误，保证其正确无误。

（二）准确

标准的内容要表达准确、清楚，以防止不同人从不同角度产生不同的理解。

（三）简明

标准的内容应简洁、明了、通俗、易懂。不要使用生僻词句或地方俗语，在保证准确的前提下尽量使用大众化的语言，使大家都能正确理解和执行，避免产生不易理解或不同理解的可能性。

（四）协调

编写标准时，不能与国家法律、法规和有关标准相违背，应使这些法律、法令和法规在标准中得到贯彻。如标准中的计量单位名称、符号要遵守《中华人民共和国计量法》的有关规定。其次，编写标准时要与规定的上级、同级有关标准协调一致，要与标准所属的标准体系表内的标准一致，以充分发挥标准化系统整体功能。

（五）统一

标准编写时，表达方式要始终保持一致，同一标准中的名词、术语、符号、代号等要前后统一标准，相关标准中的名词、术语、符号、代号也要统一。同一名词或术语始终用来表达同一概念，同一概念应始终采用同一名词或术语，不能在一个标准中出现其他同义词，即不能出现一物多名或一名多物的现象。其次，同级标准的书写格式、幅面大小、章条的划分及编号方法等都要统一；同类标准的构成、内容的编排也要统一，都要符合 GB/T 1.1–2009《标准化工作导则第 1 部分：标准的结构和编写》的有关规定。最后，标准中使用的汉字和翻译的外文也要统一，汉字要推广使用国家正式公布的简化汉字，注意杜绝错别字。

下 篇 中医药标准化

第七章 中医药标准分类体系 ▷▷▷

标准化工作是一项复杂的系统工程，标准为适应不同的要求而构成了一个庞大而复杂的系统。标准系统一般是指为实现确定的目标，由若干相互依存、相互制约的标准组成具有特定功能的有机整体。

第一节 中医药标准分类

标准之间按照一定的分类排列或组合，具有有序性及层次性。做好标准分类是构建合理、科学、层次分明的标准系统的基础，中医药标准分类可以从不同的角度、按不同的属性进行，常用的分类方法有四种，即发布主体分类法、性质分类法、法律约束性分类法、学科领域分类法等。

一、按标准发布的主体分类

按照标准发布的主体，可将标准划分为国际标准、区域标准、国家标准、行业标准、地方标准、团体标准及企业标准。GB/T20000.1–2014《标准化工作指南 第1部分：标准化和相关活动的通用术语》中给出了国际标准、区域标准、国家标准、行业标准、地方标准及企业标准的定义。我国的《中华人民共和国标准化法》规定标准包括国家标准、行业标准、地方标准和团体标准、企业标准。

（一）国际标准

国际标准是指国际标准化组织（ISO）、国际电工委员会（IEC）和国际电信联盟（ITU）制定的标准，以及国际标准化组织确认并公布的其他国际组织制定的标准。所谓"国际标准化组织确认并公布的其他国际组织制定的标准"是指可以制定国际标准的"其他国际组织"必须经过ISO认可并公布。目前与中医药相关的国际标准制定组织有

国际标准化组织 / 中医药技术委员会（ISO/TC249）及世界卫生组织（WHO）。如 ISO 在 2014 年发布了《ISO 17218：2014 一次性使用无菌针灸针》，这也是首个在传统中医药领域内发布的 ISO 国际标准。

（二）国家标准

由国家标准机构通过并公开发布的需要在全国范围内统一的标准，称为国家标准。我国强制性国家标准的代号是 GB，由国务院批准发布或者授权批准发布；我国推荐性国家标准的代号是 GB/T，由国务院标准化行政主管部门制定，如我国在 2006 年发布的 GB/T 20348–2006《中医基础理论术语》。中医药领域的国家标准目前共有 GB/T 15657–1995《中医病证分类与代码》等 48 项，中医药国家标准最早发布于 1995 年，最新发布于 2019 年。

（三）行业标准

由行业机构通过并公开发布的标准，称为行业标准。对没有推荐性国家标准、且需要在全国某个行业范围内统一的技术要求，可以制定行业标准，由国务院有关行政主管部门制定并报国务院标准化行政主管部门备案。中医药行业标准目前已有 488 项。

（四）地方标准

为满足地方自然条件、风俗习惯等特殊技术要求，在国家的某个地区通过并公开发布的标准为地方标准。地方标准由省、自治区、直辖市人民政府标准化行政主管部门制定；设区的市级人民政府标准化行政主管部门根据本行政区域的特殊需要，经所在地省、自治区、直辖市人民政府标准化行政主管部门批准，可以制定本行政区域的地方标准。地方标准由省、自治区、直辖市人民政府标准化行政主管部门报国务院标准化行政主管部门备案，由国务院标准化行政主管部门通报国务院有关行政主管部门。目前发布中医药地方标准最多的省份为广东省，该省共发布中医药地方标准 15 项。

（五）团体标准

由依法成立的社会团体为满足市场和创新需要，协调相关市场主体共同制定的标准，称为团体标准。国家鼓励学会、协会、商会、联合会、产业技术联盟等社会团体协调相关市场主体共同制定满足市场和创新需要的团体标准，由本团体成员约定采用或者按照本团体的规定供社会自愿采用。国务院标准化行政主管部门会同国务院有关行政主管部门对团体标准的制定进行规范、引导和监督。团体标准经由 2018 年 1 月 1 日新修订的《中华人民共和国标准化法》第一次赋予了法律地位，我国标准由四级标准变成五级标准，形成新型的标准体系。在"全国团体标准信息平台"上注册的中医药团体一共有 6 家，分别为 CACM（中华中医药学会）、CIATCM（中国中医药信息学会）、CARDTCM（中国民间中医医药研究开发协会）、PDZYY（上海市浦东新区中医药协会）、GDACM（广东省中医药学会）、CRACM（中国中医药研究促进会）。

（六）企业标准

由企业制定并由企业法人代表或其授权人批准、发布的标准。企业标准是企业独占的无形资产，在遵守法律的前提下，完全由企业自己决定。中医药的企业标准可包括由中医药相关企业如中药药企业制定的企业产品标准，或是由中医医疗机构制定的医院服务标准。

二、按标准的性质分类

按照标准的性质，可将标准分为基础标准、技术标准、管理标准和工作标准，见表7-1。

（一）基础标准

基础标准是具有广泛的适用范围或包含一个特定领域的通用条款的标准。基础标准一般为通用性标准，如术语标准，GB/T 16751.3-1997《中医临床诊疗术语 治法部分》、GB/T 16751.1-1997《中医临床诊疗术语 疾病部分》、GB/T 16751.2-1997《中医临床诊疗术语 症候部分》、GB/T 15657-1995《中医病证分类与代码》、GB/T 20348-2006《中医基础理论术语》等。

（二）技术标准

对标准化领域中需要协调统一的技术事项所制定的标准，称为技术标准。中医药技术标准主要是技术性内容。

技术标准是标准体系的主体，量大、面广、各类繁多，其中主要的有：

1. 产品标准　中医药产品标准是规定产品应满足的要求以确保其适用性标准。主要规定产品的质量要求、性能要求和使用要求。包括中药药企对其种植的中药药材的质量标准和中成药的产品标准等，如《中华人民共和国药典》、T/CACM 1021.68—2018《中药材商品规格等级 苦杏仁》。

2. 工艺标准　工艺标准是指依据产品标准要求，对产品实现过程中原材料、零部件、元器件进行加工、制造、装配的方法，以及有关技术要求的标准。包括中医药工艺符号、代号、术语标准，中医药相关工艺规程，中医药工艺操作规范，中医药工艺参数。如《中医药原药材与传统炮制规范》《ISO 20408:2017 中医药—三七种子和幼苗》。

3. 检验和试验标准　检验是指通过观察和判断，适当结合测量、试验所进行的符合性评价，试验是指按照程序确定一个或多个特性。如《中药材种子检验规程》。

4. 设备和工艺装备标准　设备和工艺装备标准是指对产品制造过程中所使用的通用设备、专用工艺装备、工具及其他生产器具的要求制定的技术标准。包括中医药相关设备及主要备件标准，设备操作规程和设备维护、保养规程，中医药相关工艺装备标准。如《ISO 20495:2018 中医药—皮肤电阻测量设备》《ISO 18615:2020 中医药—脉诊仪的通用要求》。

5. 中医药相关医疗卫生标准　包括中医疾病诊断标准、中医医疗技术操作规范、中医药诊疗指南、中医护理操作规范等。如 GB/T 21709.1–2008《针灸技术操作规范 第 1 部分 艾灸》、GB/T 21709.2–2008《针灸技术操作规范 第 2 部分 头针》、GB/T 21709.3–2008《针灸技术操作规范 第 3 部分 耳针》。这一部分是中医药标准的重点内容。

（三）管理标准

管理标准是指对中医药标准化领域中需要协调统一的涉及技术、安全等方面的管理事项所制定的标准，是管理机构为行使其管理职能而制定的具有特定管理功能的标准。中医药管理标准是规范中医药行业管理，对中医药管理实践中需要协调统一的管理事项所制定的标准。管理标准的对象主要是规定与中医药活动有关的组织结构、职责权限、过程方法、程序文件及资源分配等。如规范中医药管理过程程序及方法的程序标准，中医养生保健服务评价规程、中医中药饮片调剂规程。

（四）工作标准

工作标准是对中医药标准化领域中需要协调统一的工作事项所制定的标准，中医工作标准针对具体岗位而规定人员和组织在生产经营管理活动中的职责、权限、对各种过程的定量定性要求及活动程序和考核评价要求，如推进中医药行业规范管理的中医医疗人员、机构、技术的准入和资格资质标准，中医药岗位作业指导书等。

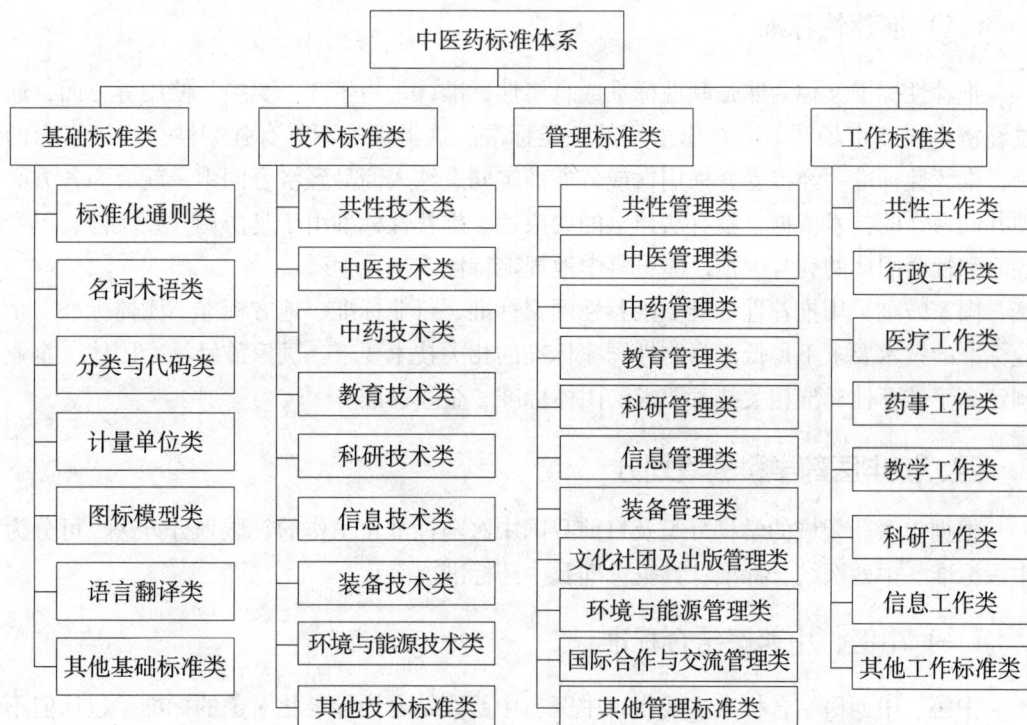

图 7-1　中医药标准体系及其分类

三、按标准的法律约束性分类

按照标准的法律约束性，可将标准分为强制性标准和推荐性标准。根据《中华人民共和国标准化法》，国家标准分为强制性标准和推荐性标准，行业标准、地方标准是推荐性标准。强制性标准必须执行。

（一）强制性标准

对保障人身健康和生命财产安全、国家安全、生态环境安全及满足经济社会管理基本需要的技术要求，应当制定强制性国家标准。国务院有关行政主管部门依据职责负责强制性国家标准的项目提出、组织起草、征求意见和技术审查。国务院标准化行政主管部门负责强制性国家标准的立项、编号和对外通报。国务院标准化行政主管部门应当对拟制定的强制性国家标准是否符合前款规定进行立项审查，对符合前款规定的予以立项。

省、自治区、直辖市人民政府标准化行政主管部门可以向国务院标准化行政主管部门提出强制性国家标准的立项建议，由国务院标准化行政主管部门会同国务院有关行政主管部门决定。社会团体、企业事业组织及公民可以向国务院标准化行政主管部门提出强制性国家标准的立项建议，国务院标准化行政主管部门认为需要立项的，会同国务院有关行政主管部门决定。强制性国家标准由国务院批准发布或者授权批准发布。

（二）推荐性标准

推荐性标准又称为非强制性标准或自愿性标准，是指生产、交换、使用等方面，通过经济手段或市场调节而自愿采用的一类标准。这类标准不具有强制性。应当指出的是，推荐性标准一经接受并采用，或各方商定同意纳入商品经济合同中，就成为各方必须共同遵守的技术依据，具有法律上的约束性。推荐性标准由于是协调一致文件，不受政府和社会团体的利益干预，能更科学地规定特性或指导生产。

国家鼓励采用推荐性标准。推荐性国家标准、行业标准、地方标准、团体标准、企业标准的技术要求不得低于强制性国家标准的相关技术要求。国家鼓励社会团体、企业制定高于推荐性标准相关技术要求的团体标准、企业标准。

四、按中医药学科领域划分

根据中医药领域的学科分类及目前我国中医药标准化工作的领域划分方法，可分为中医标准、中西医结合标准、针灸标准及中药标准。

（一）中医、中西医结合标准

中医、中西医结合标准主要指以中医、中西医结合为标准化对象的标准，包括但不限于中医、中西医结合基础标准（如术语标准、分类与代码标准、中医设备和工艺装备标准等），中医、中西医结合医疗卫生技术标准（如中医、中西医结合诊疗指南，中医技术操作标准，中医、中西医结合护理标准），中医、中西医结合管理标准（如中医人力资源管理标准、中医服务机构管理标准）等。

（二）针灸标准

针灸标准主要指以针灸为标准化对象的标准，包括针灸基础标准（如针灸通用术语标准，针灸、穴位名称与定位标准，针灸检验与试验标准），针灸诊疗技术操作标准（如针灸技术操作规范、针灸临床实践指南），针灸管理标准（如机构资质管理标准、人员资质管理标准、针灸医疗质量管理标准）等。

（三）中药标准

中药标准主要指中药种植、研发、流通及药事服务过程中标准，中药质量标准、中药工艺标准、中药检验和试验标准及中药相关检验和试验标准，其内容包括三个方面：药材标准、饮片标准、中成药标准。

第二节　中医药标准体系

一、中医药标准体系的定义

标准体系是一定范围内的标准按其内在联系形成的科学的有机整体。标准是构成标准体系的基本要素，中医药标准体系是与中医药相关的所有标准，按照中医药的内在属性和运动规律联系起来，彼此间相互参照和引用，所形成的有机整体。

二、中医药标准体系的构建依据

构建中医药标准体系是一项系统工程，涉及多学科、多领域，其复杂程度高，覆盖范围广。标准体系的构建应有理有据，是以中医药理论为立足根本，以标准化理论和方法指导，构建起来的中医药标准共同体。

（一）中医药理论

中医药标准体系的框架、分类，以及标准项目的确定都离不开中医药理论指导。根据中医药学术发展、行业管理和临床实际需求构建涵盖中医药基础标准，中医学、中药学、针灸学、骨伤学、医史文献学、中医信息学等专业的中医药技术标准和临床、科研、教学等管理标准的"中医药标准体系"。突出中医药特色，将中医临床诊疗标准作为中医药标准体系的核心内容。

（二）公共管理理论

中医药是我国医疗卫生事业的重要组成部分，具有医疗、保健、科研、教育等多种公共服务特性，国家中医药管理局是我国政府管理中医药行业的机构，根据公共管理理论，国务院办公厅对国家中医药管理局的角色和主要管理职责基本定位是，医疗、保健、科研、教育、产业、文化"六位一体"，也是中医药的主要业务领域，在构建标准体系时，应将中医药"六位一体"的业务领域标准需求作为设计中医药标准体系的主要依据。

（三）标准化理论

1. 标准化的方法原理　是制定中医药标准，形成中医药标准体系所必须遵循的原理。主要包括第四章第二节所介绍的简化原理、统一化原理、通用化原理、系列化原理、组合化原理和模块化原理。掌握标准化活动规律，综合运行标准化的方法原理，实现整体系统的功能最佳，追求最佳秩序和社会效益。

2. 标准系统的管理原理　是形成中医药标准体系并使之正常运行所必须遵循的原理。主要包括系统效应原理、结构优化原理、有序发展原理、反馈控制原理。综合运用计划、组织、监督、控制、调节等职能和手段，对标准系统内部各要素间的关系及同外部环境间的关系进行协调，正确处理标准系统发展过程中的各个环节，充分发挥其系统功能。

（四）系统理论

系统理论主要包括系统论、控制论、信息论、耗散结构理论、协同理论、突变理论等。根据系统论结构与功能原理，一个系统的整体功能的发挥，不仅取决于构成系统的各个要素的特征，更为重要的是取决于各要素之间的结构关系及其系统与外部环境的关系，这是设计中医药标准体系层次结构关系和确定标准体系表编制思路与方法的重要依据。有效运用系统理论的思想和方法，是构筑完整、科学、实用、可行的"中医药标准体系"的关键技术问题。

第八章　中医药国内标准 ▷▷▷▷

在国家政策的大力支持下，在主管部门的精心组织和领导下，经过中医药行业同仁的共同努力，目前中医药国内标准已近千项，其中国家标准48项，行业标准488项，团体标准371项。在这近千项标准中，中医临床诊疗指南占400多项，说明团体标准/技术标准是我国中医药标准的主要组成部分。此外，还有国际标准72项，其他国际组织标准39项。初步形成了中医药标准体系，覆盖了中医药医疗、教育、科研、产业、文化、管理等各个领域，现按照标准的性质，详细介绍如下。

第一节　中医药基础标准

一、中医药基础标准的主要内容和范围

中医药基础标准是依据中医药基本理论，为解决中医药标准制修订的共性问题所研制的标准，是中医药领域制修订其他标准所共同遵循的标准，具有广泛指导意义。中医药基础标准也是中医药技术标准、管理标准和工作标准均通用的标准，见表8-1。

表 8-1　中医药基础标准分类类目表

一级类目名称	二级类目名称	三级类目名称
基础标准类	标准化通则	标准体系建设通则类 标准制修订通则类 其他标准化通则类
	名词术语	中医基础理论术语 中医临床诊疗术语 中药学基本名词术语 中药炮制名词术语规范 种质资源术语描述规范 中药材流通追溯体系专用术语规范 针灸名词术语规范 ……
	分类与代码	病名与证候分类 中药信息分类代码 针灸分类代码 ……

续表

一级类目名称	二级类目名称	三级类目名称
	计量单位	通用计量单位 专用计量单位 其他计量单位
	图标模型	通用图标类 专用图标类 图表模型类 其他图标模型类
	语言翻译	外国语言翻译类 民族语言翻译类 其他语言翻译类
	其他基础标准	

我国的中医药基础标准可以划分为标准制修订通则类、名词术语类、分类与代码类、计量单位类、图标模型类、语言翻译类和其他基础类 7 个类目。

1. 标准化通则类　是对中医药领域同一类标准的具体编写内容、格式等进行规范的标准，用于指导和规范本类标准的制修订工作。如 T/CACM 1032–2017《循证中医药临床实践指南制定的技术流程和规范》、GB/T 33416–2016《针灸技术操作规范编写通则》等。

2. 名词术语类　是对中医药专业领域的专有技术用语的名称和定义进行规范的标准。如 GB/T 20348–2006《中医基础理论术语》、T/CIATCM 001–2019《中医药信息化常用术语》等。

3. 分类与代码类　是对中医药信息进行科学分类和编码，以代码作为该信息的标识。如 GB/T 15657–1995《中医病证分类与代码》、T/CIATCM 024–2019《临床中药基本信息分类与代码》等。

4. 计量单位类　是对中医药领域所使用的各种计量单位进行规范的标准。

5. 图标模型类　中医药图标类标准是对中医药各类图形、标志、符号等图像信息的使用、式样、含义等进行规范的标准。中医药图表模型类标准是对中医药使用的图表或模型进行规范的标准。如 GB/T 22163–2008《腧穴定位图》、SB/T 11039–2013《中药材追溯通用标识规范》等。

6. 语言翻译类　是将中医药汉语标准翻译成其他语言所制定的基本翻译规则，包括外国语言、民族语言和其他语言的基本翻译规则。

7. 其他基础标准类　除上述标准类目外，其他用于解决中医药标准制修订共性问题所研制的标准。

二、已发布中医药基础标准名录（见附录）

第二节 中医药技术标准

一、中医药技术标准类的主要内容和范围

技术标准是指对标准化领域中需要协调统一的技术事项而制定的标准。技术标准的对象主要是事物的技术性内容。中医药技术标准，即是中医药领域相关技术性内容的标准。

技术标准的分类，可以有多种角度。目前，中医药技术标准主要分为以下几大类：共性技术类、中医技术类、中药技术类、教育技术类、科研技术类、信息技术类、装备技术类、环境与能源技术类和其他技术类等 9 个类目。各类目下，又有若干细目，见表 8-2。

表 8-2 中医药技术标准分类类目表

一级类目名称	二级类目名称	三级类目名称
技术标准类	通用共性技术	
	中医技术	中医通用技术 中医临床诊疗技术 中医护理技术 中医养生预防技术 其他中医技术
	中药技术	中药通用技术 中药材资源技术 中药生产技术 中药商品流通技术 中药研发技术 中药临床应用技术 中药非临床应用技术 其他中药技术
	教育技术	教育通用技术 教育理论方法 教育应用技术 教育评价技术 其他教育技术
	科研技术	中医古籍整理规范 针灸现代文献质量评价方法

一级类目名称	二级类目名称	三级类目名称
	信息技术	信息通用技术 信息资源技术 基础设施技术 应用系统技术 信息服务技术 信息安全技术 其他信息技术
	装备技术	装备通用技术 仪器设备 医用器材 其他装备技术
	环境与能源技术	环境与能源共性技术 环境安全与保护技术 能源技术 其他环境与能源技术
	其他技术	

1. 共性技术类 标准是指包括中医、中药、教育、科研、信息、装备、环境与能源等中医药技术标准通用的共性标准，在中医药技术类标准中具有通用性。

2. 中医技术类 主要涉及中医理论指导下的疾病诊疗、护理、养生和预防等，主要包括中医共性技术类、中医临床诊疗技术类、中医护理技术类、中医养生预防技术类、其他中医技术类等5类标准。

（1）中医通用技术类 是指包括中医诊疗、护理、养生和预防等领域的通用技术标准。

（2）中医临床诊疗技术类 是指中医临床诊断、治疗、评价等的技术标准，主要包括中医临床诊疗共性技术类、中医临床诊断技术类、中医临床治疗技术类、中医针灸治疗技术类、中医临床评价技术类及其他中医临床诊疗技术类等6类标准。目前，此类技术类标准主要有：中医常见病症诊疗指南、中医技术操作规范、中医临床诊断疗效标准。

（3）中医护理技术类 是指中医理论指导下的护理类技术，主要包括中医护理共性技术类、中医基础护理操作技术类、中医专科护理常规技术类、中医护理操作技术类、中医护理质量与评价技术类、其他中医护理技术类等6类。

（4）中医养生预防技术类 是指中医预防保健、"治未病"等领域的技术标准，主要包括中医养生预防共性技术类、中医养生预防辨识技术类、中医养生预防调理技术类、中医养生预防评价技术类、其他中医养生预防技术类等5类。

（5）其他中医技术类 是指未包括在上述分类中的中医技术标准。

3. 中药技术类 是指依据中医药行业中对中药资源、中药生产流通和临床中药研发应用等技术事项所制定的一类技术标准。主要包括中药通用技术类、中药材资源技术类、中药生产技术类、中药商品流通技术类、中药研发技术类、中药临床应用技术类、中药非临床应用技术类、其他中药技术类等8类。

4. 教育技术类 是指中医药领域教育传承技术类标准，涉及中医药教育技术事项而制定的一类技术标准，包括教育通用技术、教育理论方法、教育应用技术、教育评价技术和其他等5类。

5. 科研技术类 是涉及中医药科研技术事项而制定的一类技术标准，目前此类技术主要涉及中医古籍整理规范、针灸现代文献质量评价方法两种类型标准。

6. 信息技术类 主要包括信息通用技术类、信息资源技术类、基础设施技术类、应用系统技术类、信息服务技术类、信息安全技术类和其他等7类。其中：

信息资源技术类标准主要有中医药信息相关标准、中医药信息数据元技术标准、中医药信息数据元值域代码、中医医疗与临床科研信息共享系统数据字典、基本数据集、数据库建设规范标准等。

应用系统技术类标准主要涉及中医临床路径应用系统基本功能规范、中医医疗机构管理信息系统基本功能规范、信息系统基本功能规范等。

7. 装备技术类 此类标准是对中医药装备（设备、仪器等）的技术事项而制定的一类标准，分为装备通用技术、仪器设备、医用器材和其他等4类。

8. 环境与能源技术类 此类标准是对中医药环境与能源的技术事项而制定的一类标准，分为环境与能源共性技术、环境安全与保护技术、能源技术和其他等4类。

9. 其他技术类 是指未包括在上述分类中的中药技术标准。

二、已发布中医药技术标准名录（见附录）

第三节 中医药管理标准

一、中医药管理标准的主要范围和内容

中医药管理标准是为规范中医药行业中需要协调统一的管理事项所制定的标准，是管理机构为行使其管理职能而制定的具有特定管理功能的标准。中医药管理标准是规范中医药行业管理，对中医药领域中需要协调统一的管理事项所制定的标准。

最早出现的中医标准当属中医管理标准。西周时期，随着社会的发展和阶级等级观念的强化及医学本身的发展，医疗行业内部出现了分工，对医生进行分类、分级管理。全国最高的医药行政长官为医师，医师分上士、中士、下士三等，医师下面还配备有府、史、徒等若干助手，共同构成医政管理队伍。史实证明，中医管理标准的出现是中医规范化管理的基石，有着重要的历史意义。在中医药行业，通过管理标准的实施，实现中医药行业的科学管理，有利于规范临床服务行为，提高临床、科研和人才服务水平，从而更好地维护患者的利益。

当前标准中管理标准大类下分为：共性管理类、中医管理类、中药管理类、教育管理类、科研管理类、信息管理类、装备管理类、文化社团及出版管理类、环境与能源管理类、国际合作交流管理类和其他管理标准类等 11 个中类目，见表 8-3。

表 8-3　中医药管理标准分类类目表

一级类目名称	二级类目名称	三级类目名称
管理标准类	通用共性技术	
	中医管理	中医通用管理 中医专业资质与能力管理 中医机构建设与管理 中医医疗业务管理 中医医疗服务管理
	中药管理	中药通用管理 中药专业资质与能力管理 中药机构建设与管理 中药研究与开发管理 中药资源与生产管理 中药商品流通管理 中药应用管理 中药商品上市后监督管理 其他中药管理
	教育管理	教育通用管理 教育资质与能力管理 教育机构建设与管理 教育业务管理 其他教育管理
	科研管理	科研通用管理 科研资质与能力管理 科研机构建设与管理 科研业务管理 中医医史文献管理 知识产权管理 其他科研管理
	信息管理	信息通用管理 信息资源管理 基础设施管理 应用系统管理 信息服务管理 信息安全管理 信息资质管理 其他信息管理

一级类目名称	二级类目名称	三级类目名称
	装备管理	装备通用管理 装备资质与能力管理 装备运行与维护管理 其他装备管理
	文化社团及出版管理	文化社团及出版通用管理 文化建设与服务管理 社团管理 新闻出版管理 档案管理 其他文化社团及出版管理
	环境与能源管理	环境与能源通用管理 环境安全与保护管理 能源管理 其他环境与能源管理
	国际合作交流管理	国际合作交流通用管理 医疗国际合作交流管理 教育国际合作交流管理 科研国际合作交流管理 产业国际合作交流管理 国际贸易管理 其他国际合作交流管理
	其他管理标准	

1. 共性管理类　是指包括中医、中药、教育、科研、信息、装备、文化社团及出版、环境与能源、国际合作交流等中医药管理标准通用的共性标准（包含保密、安全等管理通则），在中医药管理类标准中具有通用性。

2. 中医管理类　包括中医通用管理类、中医专业资质与能力管理类、中医机构建设与管理类、中医医疗业务管理类、中医医疗服务管理类和其他中医管理类等6个小类目。其中，中医专业资质管理标准是指对中医机构、从业人员和中医技术等应具备的专业资质条件与要求所制定的标准，能力管理标准是指对从业人员的业务能力要求所制定的标准。

（1）中医通用管理类　是指在中医管理类标准中具有通用性的标准。

（2）中医专业资质与能力管理类　包括中医专业资质与能力通用管理类、中医机构资质与能力管理类、中医从业人员资质与能力管理类、中医技术资质与能力管理类和其他中医专业资质与能力管理类等5个细类目。

（3）中医机构建设与管理类　包括中医机构建设与管理通用类、中医医院建设与管理类、中医专科医院建设与管理类、中医康复机构建设与管理类、中医门诊部建设与管理类、中医诊所（室）建设与管理类、中医养生预防机构建设与管理类和其他中医机构建设与管理类等8个细类目。

（4）中医医疗业务管理类　包括中医医疗业务管理通用类、中医医疗文书管理类、中医医疗业务与质量管理类和其他中医医疗业务管理类等4个细类目。中医文书是指医疗过程中书写的各种文字材料，包括病历、处方等。

（5）中医医疗服务管理类　包括中医医疗服务管理通用类、医疗服务与质量管理类、社区卫生服务与质量管理类、预防保健服务与质量管理类和其他中医医疗服务管理类等5个细类目。

3. 中药管理类　包括中药通用管理类、中药专业资质与能力管理类、中药机构建设与管理类、中药研究与开发管理类、中药资源与生产管理类、中药商品流通管理类、中药应用管理类、中药商品上市后监督管理类和其他中药管理类等9个小类目。其中，中药应用管理类标准包括：中药临床应用管理和中药非临床应用管理等相关标准；中药机构包括：中药药事机构（中医医院药事部门，综合医院中药库、中药房，以及非中医医疗机构中药药事部门如商业机构中药店）和中药生产机构、中药研发机构。

（1）中药通用管理类　是指在中药管理类标准中具有通用性的标准。

（2）中药专业资质与能力管理类　包括中药专业资质与能力通用管理类、中药机构资质与能力管理类、中药从业人员资质与能力管理类、中药技术资质与能力管理类、中药药品注册管理类和其他中药专业资质与能力管理类等6个细类目。

（3）中药机构建设与管理类　包括中药机构建设与管理通用类、中药药事机构建设与管理类、中药生产机构建设与管理类、中药研发机构建设与管理类、中药应用推广机构建设与管理类和其他中药机构建设与管理类等6个细类目。

（4）中药研究与开发管理类　包括中药研究与开发通用管理类、中药新药临床前研究管理类、中药新药临床研究管理类、中药研究与开发评价管理类、中药资源研究管理类和其他中药研究与开发管理类等6个细类目。

（5）中药资源与生产管理类　包括中药资源与生产管理通用类、中药资源管理类、中药生产管理类和其他中药资源与生产管理类等4个细类目。

（6）中药商品流通管理类　包括中药商品流通通用管理类、中药材专业市场管理类、中药商品包装管理类、中药商品储藏管理类、中药商品运输管理类、中药商品营销管理类和其他中药商品流通管理类等7个细类目。

（7）中药应用管理类　包括中药应用通用管理类、中药临床应用管理类、中药非临床应用管理类和其他中药应用管理类等4个细类目。

（8）中药商品上市后监督管理类　包括中药商品上市后监督通用管理类、临床中药商品上市后监督管理类、非临床中药商品上市后监督管理类和其他中药商品上市后监督管理类等4个细类目。

4. 教育管理类　包括教育通用管理类、教育资质与能力管理类、教育机构建设与管理类、教育业务管理类和其他教育管理类等5个小类目。其中，教育机构包括：院校教育机构、继续教育基地、知识与技能培训基地、涉外教育机构等；教育业务包括：院校教育、毕业后教育、继续教育、师承教育、知识与技能培训、涉外教育等各种教育形式中的各个教学环节（专业设置、课程设置、教材管理、实践教育等）及教育质量与评估等。

（1）教育通用管理类　是指在教育管理类标准中具有通用性的标准。

（2）教育资质与能力管理类　包括教育资质与能力通用管理类、教育机构资质与能力管理类、教学人员资质与能力管理类、教学技术资质与能力管理类、其他教育资质与能力管理类等5个细类目。

（3）教育机构建设与管理类　包括教育机构建设与管理通用类、院校教育机构建设与管理类、毕业后教育基地建设与管理类、继续教育基地建设与管理类、知识与技能培训基地建设与管理类、涉外教育机构建设与管理类和其他教育机构建设与管理类等7个细类目。

（4）教育业务管理类　包括教育业务通用管理类、院校教育业务管理类、毕业后教育业务管理类、继续教育业务管理类、师承教育业务管理类、知识与技能培训业务管理类、涉外教育业务管理类、教育质量与评估管理类和其他教育业务管理类等9个细类目。

5. 科研管理类　包括科研通用管理类、科研资质与能力管理类、科研机构建设与管理类、科研业务管理类、中医医史文献管理类、知识产权管理类和其他科研管理类等7个小类目。其中，中医药科研机构包括：中医（药）研究院（所），中医医史、文献研究机构，信息学研究机构等；科研业务是指科研项目计划、科研成果及其推广应用、科研合作交流、专家经验传承等；知识产权管理标准是指对专利与涉及技术秘密等知识产权保护的要求与办法等所制定的标准。

（1）科研通用管理类　是指在科研管理类标准中具有通用性的标准。

（2）科研资质与能力管理类　包括科研资质与能力通用管理类、科研机构资质与能力管理类、科研人员资质与能力管理类、科研技术资质与能力管理类、其他科研资质与能力管理类等5个细类目。

（3）科研机构建设与管理类　包括科研机构建设与管理通用类、研究院（所、室）建设与管理类、信息学研究机构建设与管理类和其他科研机构建设与管理类等4个细类目。

（4）科研业务管理类　包括科研业务通用管理类、科研项目计划管理类、科研项目成果管理类、科研成果推广应用管理类、科研合作交流管理类、专利与涉密管理类、专家经验传承管理类和其他科研业务管理类等8个细类目。

（5）中医医史文献管理类　包括中医医史文献通用管理类、中医医史文献专业资质管理类、中医医史文献机构建设与管理类、中医医史文献业务管理类和其他中医医史文献管理类等5个细类目。

（6）知识产权管理类　包括知识产权通用管理类、知识产权登记管理类、知识产权保护管理类和其他知识产权管理类等5个细类目。

6. 信息管理类　包括信息通用管理类、信息资源管理类、基础设施管理类、应用系统管理类、信息服务管理类、信息安全管理类、信息资质管理类和其他信息管理类等8个小类目。

（1）信息通用管理类　是指在信息管理标准类中具有通用性的标准。

（2）信息资源管理类　包括信息资源通用管理、信息资源建设管理、信息资源利用管理和其他信息资源管理等4个细类目。

（3）基础设施管理类　包括基础设施通用管理、基础设施建设实施管理、基础设施评估监督管理、基础设施运行维护管理和其他基础设施管理等5个细类目。

（4）应用系统管理类　包括应用系统通用管理、应用系统建设实施管理、应用系统评估监督管理、应用系统运行维护管理和其他应用系统管理等5个细类目。

（5）信息服务管理类　包括信息服务通用管理、信息传输服务管理、信息存储服务管理、信息共享服务管理、信息处理服务管理和其他信息服务管理等6个细类目。

（6）信息安全管理类　包括信息安全通用管理、信息资源安全管理、基础设施安全管理、应用系统安全管理、信息服务安全管理和其他信息安全管理等6个细类目。

（7）信息资质管理类　包括信息资质通用管理、信息机构资质管理、信息人员资质管理、信息技术资质管理和其他信息资质管理等5个细类目。

7. 装备管理类　包括装备通用管理类、装备资质与能力管理类、装备运行与维护管理类和其他装备管理类等4个小类目。

（1）装备通用管理类　是指在装备管理标准类中具有通用性的标准。

（2）装备资质与能力管理类　包括装备资质与能力通用管理类、医疗仪器设备类、医用器材资质与能力管理类、教学仪器设备资质与能力管理类、科研仪器设备资质与能力管理类、信息仪器设备资质与能力管理类、生产应用仪器设备资质与能力管理类和其他装备资质与能力管理类等8个细类目。

（3）装备运行与维护管理类　包括装备运行维护通用管理类、医疗仪器设备类、医用器材运行与维护管理类、教学仪器设备运行与维护管理类、科研仪器设备运行与维护管理类、信息仪器设备运行与维护管理类、生产仪器设备运行与维护管理类和其他装备运行与维护管理类等8个细类目。

（4）其他装备管理类　未包含在上述类目中的装备管理类标准。

8. 文化、社团及出版管理类　包括文化社团及出版通用管理类、文化建设与服务管理类、社团管理类、新闻出版管理类、档案管理类和其他文化社团及出版管理类等6个小类目。

9. 环境与能源管理类　包括环境与能源通用管理类、环境安全与保护管理类、能源管理类和其他环境与能源管理类等4个小类目。

10. 国际合作交流管理类　包括国际合作交流通用管理类、医疗国际合作交流管理类、教育国际合作交流管理类、科研国际合作交流管理类、产业国际合作交流管理类、国际贸易管理类和其他国际合作交流管理类等7个小类目。

11. 其他管理标准类　未包含在上述类目中的中医药管理类标准。

二、已发布的中医药管理标准名录（见附录）

第四节 中医药工作标准

中医药工作标准是指为实现整个中医药工作过程的协调、提高工作效率，对各个岗位的工作所制订的标准。就其属性而言，是对每项具体的工作（或操作）岗位做出规定。其对象是人所从事的工作（或作业），是中医药行业管理中最重要也是最难管理的部分。

工作标准大多按岗位进行制订，一般包括岗位目标、工作程序和工作方法、业务分工和业务联系方式、职责与权限、质量要求与定额，以及对岗位人员的基本技能要求等。中医药工作岗位通常分为生产岗位（或操作岗位）和管理岗位（或工作岗位）。对生产岗位（或操作岗位）所制订的标准称为作业标准（或操作标准），对后者所制订的标准称作管理标准（或工作标准）。在中医药领域中，涉及生产操作的有门诊、住院、药房等岗位，其标准有急诊病人接诊流程、住院病人护理工作程序、门诊药房药品配发操作规程等；涉及管理的有院长、科室主任、护士长等岗位，其标准包括中医医院院长工作规范、门诊药房主任工作规范等；涉及工作岗位的标准包括门诊药房药师工作标准、药房管理员岗位规范、医院清洁工作标准等。

具体到工作标准的表现形式，由于人们工作内容和方式的复杂性，工作标准暂无固定的体例与格式。除单纯用文字进行描述以外，也可以用图形、表格等形式来共同传达作业内容与对操作者的要求。

为了实现各个单位在整体工作过程中的科学性与协调性，提高工作的质量与效率，必须要对各岗位的工作制订相应标准，这就是工作标准的内涵。在中医药行业中，每个岗位都不是独立存在的，所以各个岗位的职责与任务应该服从整体目标，形成全员的目标管理系统；各个岗位间应相互衔接、形成有机联系，保证整个单位的工作协调。建立中医药各类人员的工作标准，有利于衡量各部门和各种人员完成工作的水平和程度，使管理工作定量化发展；同时增强中医药工作中各级员工的规则意识，提高工作水平和业务素养，促进中医药事业发展。

为保证中医药标准体系的完整性，本书将工作标准分类类目列入中医药标准分类体系中。但实际上，工作标准常常与管理标准相互补充、交汇，形成完整的标准网络，故其具体标准目录不再附录中单独收录。

第五节 中医药标准制定展望

一、中医药标准制定的现状分析

作为中医特色优势固定下来、推广开去的有效载体，标准的制定既是一个科学研究的过程，又是标准推广、运用、实践的过程。中医药标准是从大量的临床实践中总结出来的普遍规律，也是中医药整体发展成果转化的有效途径。中医药标准化是中医药事业发展的技术支撑，是推进中医药行业治理体系和治理能力现代化的基础性制度，是逐步改变中医药弱势学科的重要手段。

中医药标准化是一个漫长的过程，不能一蹴而就。标准的制定既是一个科学研究的过程，又是标准推广、运用、实践的过程，最终要总结形成规范。不能因为强调个性化，而否定制定标准的必要性，也不能因为强调了中医药标准化，而忽视抹杀了中医个性化的辨证施治的特色。中医药完全可以有标准，中医标准化是完全有可能的，也是有必要的。一定要正确地认识中医药标准化的重要性、必要性和可行性。

在党和政府的大力支持下，在国家中医药管理局的组织领导下，经过中医药行业同仁的共同努力，当前中医药发展正处于天时、地利、人和的大好时机；同时，我国标准化事业也正处于一个重要的发展机遇期。我国中医药标准化取得了一定成果，但同时也仍存在一系列问题，2015 年，国务院印发了《深化标准化工作改革方案》和《国家标准化体系建设发展规划（2016–2020 年）》，进一步推动了标准化建设的进程。

（一）中医药标准化的现状

1. 中医药标准化体系初步形成　中医药标准体系由中医药标准组成，是中医药标准化的主体。目前我国已发布一系列中医药相关标准，中医药标准体系已初步形成。

2. 中医药标准化支撑体系逐步建立　中医药标准化支撑体系是中医药标准运行的重要保障体系，包括标准化管理、运行机制、人才团队、技术平台、实施监督及信息服务等。一方面，国家出台一系列政策法规有力地保障、支撑了中医药标准体系的建设和有效运转，并且保证了标准体系最大限度地发挥效能。例如《中医药标准化中长期发展规划纲要（2011—2020 年）》《国家标准化体系建设发展规划（2016—2020 年）》《中医药发展战略规划纲要（2016—2030 年）》《中医药发展"十三五"规划》《中华人民共和国中医药法》等，均从国家层面推动了中医药标准化的进程。另一方面，国家中医药管理局中医药标准化工作办公室、全国中医药各专业标准化技术委员会、国际标准化组织中医药技术委员会（ISO/TC249）等多个中医药标准相关组织机构的相继成立，也为标准的制定、统筹管理和推广应用提供了可靠平台。

3. 中医药标准化国际阵地正在扩大　中医药国际化是我国的一项国家战略，而中医药国际标准化是实现中医药国际化的基础。国际标准化组织中医药技术委员会（ISO/TC249）成立于 2009 年 9 月，由我国承担秘书处工作，标志着我国开始逐步把握中医药国际标准化的发言权和主动权。至今，ISO/TC249 已发布国际标准 57 项。同时，世界卫生组织（WHO）先后颁布了《经穴名称标准》《针灸基本技术术语标准》《针灸术语标准（第 2 版）》《传统医学名词术语国际标准》《经穴部位》《中医基本名词术语中法对照国际标准》等多项中医药国际标准。

（二）中医药标准化制定存在的问题

1. 标准间的协调统一性待加强　建议、规范、指南和标准这四个由低到高的层面构成了中医药标准化体系的纵向结构，是一个开放的系统。而团体标准、行业标准、国家标准、国际标准之间也存在层级关系：中医药团体标准可以总结、验证、规范成为行业标准，进一步可以再上升到国家标准，最后争取成为国际标准化组织（ISO）和世界卫生组织（WHO）发布的国际标准。但是，目前几者之间的协调性有待加强，关系不清，相关管理制度不健全，导致转化机制不顺。

2. 标准推广应用相对比较薄弱　临床实际情况复杂，中医药本身存在特殊性，辨证论治、个体化诊疗是中医的优势和特色，与标准化简化、统一、确定性原则略有不协调，因此指南多是原则和方向性指导，中医临床指南的体例形式与临床诊疗逻辑不完全对应，在医师具体诊疗中参考价值有限。加之我国中医药标准化工作起步较晚，中医临床指南实际应用不是十分广泛，行业内普遍存在"重标准制定、轻标准推广"的思想意识，广泛应用标准的大环境暂未形成。

3. 标准研究人才匮乏　人才是开展一切工作的基础，是决定中医药标准化进程的关键因素。目前我国中医药标准化人才仍处于短缺状态，相关人才的综合素质还有待进一步提高，虽然参与制定中医临床指南、药品标准的专家很多，但致力于标准化方法或相应基础研究的专家较少，既懂临床又懂标准化方法学的专家更少，同时能够运用英语和多语种的复合型、外向型标准化人才就更是凤毛麟角。

二、中医药标准制定的未来走向

（一）中医药标准制定的基础

中医药标准来源于中医药医、教、研的研究成果，最终服务于中医药的医、教、研工作，对中医药事业发展意义重大。标准不仅重在制定而且贵在应用，中医药标准的一个生命周期包括标准研究—标准立项—标准起草—标准审查—标准发布—标准实施六大阶段。这六大阶段的实质性内涵必须有一个精准的把握。同时也要明白，编写一个好的标准应具备的三个条件：选择适合的标准化对象，抽取适当的技术要素，起草规范的标准文本。

随着我国经济社会的快速发展，标准越来越受到社会各界的广泛重视，如何编写标准及编写标准的规范性也随之受到广大标准化工作者的高度关注。标准的技术指标是通过标准文本这一载体呈现的。因此，标准文本的规范性是标准发挥其作用的重要前提。标准文本的规范性，除了涉及标准的编写，还涉及科学、技术和经验的综合成果如何准确地体现在标准中，涉及如何选择标准中的技术要素等问题。

虽然高质量的标准并不是编写出来的，标准的适用和有效也不可能仅仅依靠编写来获得，但是如果标准最终文本的编写质量不高，这个标准绝对不能成为一个好标准。

（二）中医药标准制定的思路

我国的中医药标准化工作目前处于稳固向前、不断完善的阶段。中医药国际标准化的迅速发展，有效地带动了国内中医药标准化工作。而国内中医药标准化工作又对国际标准化工作提供了坚实的基础和丰富的项目储备。在参与国际标准的制定过程中，面对来自国际的竞争和挑战，应扎实做好优势领域，积极完善薄弱领域。用实力说话，用标准提案立足于国际。中医药国际标准化工作需把握机遇，争取主动，积极应对国际社会上产生的"倒逼"态势，不断增强我国在国际标准化组织中的话语权和影响力，推动中医药国际标准化工作更上一层楼。

1. 开展中医药标准化战略研究　通过开展战略研究，以需求为导向，以促进中医药事业的发展为目标，做好顶层设计，制定中医药标准化发展规划，明确战略目标、优先领域、行动计划和重点任务，为未来一个时期内我国中医药标准化工作提供战略性指导。

2. 提高标准制定水平　编写标准通常有两种方法，即自主研制标准和采用国际标准。这两种方法涉及了 2009 年发布的两个标准。GB/T 1.1–2009《标准化工作导则 第 1 部分：标准的结构和编写》和 GB/T 20000.2–2009《标准化工作指南 第 2 部分：采用国际标准》。目前，中医药标准化工作方兴未艾，应加强中医药标准制定的理论和方法研究，对已发布的中医药标准进行适用性评价研究，修订相关标准，提高中医药标准的制定水平。

3. 开展人才梯队建设　人才是标准化发展的核心，培养人才、发现人才、组建人才队伍应成为未来一个时期中医药标准化工作的重中之重。应从以下两方面开展：一是加强中医药标准化专家队伍建设，建立标准化专家人才库，加快培养一批能够承担国际标准化工作任务，既熟悉国内外相关领域的发展状况，又熟悉标准制定程序，具有国际经验的核心专家队伍。二是与高校合作，探索中医药标准化人才开发和培养的有效途径，配套推出专门培训教育方案和系列教材。

第九章 中医药国际标准 ▷▷▷▷

第一节 中医药相关国际标准化组织概要

中医药的国际标准化活动，是随着回归自然浪潮和在传统医学的地位和价值被逐渐认可后，国际上出现"中医热"的背景下展开的。随着传统医药医疗价值和市场潜力的日益显现，中医药作为世界传统医药的典型代表，在180多个国家和地区得到了广泛传播和应用。其科学价值、文化价值、社会经济价值也得到了许多国家及有关国际组织的高度关注，国际社会对中医药标准化的呼声和需求日益高涨。不少国家将中医药纳入本国国际标准化战略，对中医药国际标准制定权、主导权、话语权的争夺空前激烈。近年来，日本、韩国及欧美等国家，也纷纷开展了与中医药相关的传统医药标准研究制定，通过各种形式和途径争取国际标准制定的主动权。中医药国际标准主导权的竞争日益激烈。2009年9月，国际标准化组织（ISO）技术管理局批准通过了我国的申请，成立了中医药技术委员会（ISO/TC249），TC249秘书处设在中国，这标志着中医药国际标准化进入新的历史发展阶段。

一、国际标准

国际标准是指国际标准化（标准）组织正式表决批准的并且可公开提供的标准。《采用国际标准管理办法》中规定：国际标准是指国际标准化组织（ISO）、国际电工委员会（IEC）和国际电信联盟（ITU）制定的标准，以及国际标准化组织确认并公布的其他国际组织制定的标准。

国际标准的作用意义：

1.加速科技研发，促进科技成果转化为生产力，实现科技成果专利化、专利标准化、标准产业化。

2.为国际贸易提供基本的技术依据，为消除技术性贸易壁垒、实现贸易自由化创造条件。

3.保护全球资源和环境及社会可持续发展。

4.为节约资源、规范和促进资源可持续利用提供技术依据。

5.为预防和控制污染、实现生态环境可持续发展提供技术保障。

6.是保护人类安全和人体健康的重要技术保障。

二、国际标准化

国际标准化是指在国际范围内由众多国家或组织共同参与的标准化活动。旨在协调各国、各地区的标准化活动，研究、制定并推广采用国际标准，并就标准化有关问题进行交流和研讨，以促进全球经济、技术、贸易的发展，保障人类安全、健康和社会的可持续发展。国际标准化起源于国家之间的科技、文化交流和贸易往来，为时久远。作为人类有意识、有组织的国际标准化活动，首先是从材料的使用开始的，是大机器工业的产物。1947年2月，国际标准化组织（ISO）章程获得15国批准而正式成立。1969年ISO理事会决议，将每年10月14日定为"世界标准日"。

随着世界经济和社会发展，制定国际标准的国际组织日益增多，其中国际标准化组织（ISO）、国际电工委员会（IEC）和国际电信联盟（ITU）开展国际化标准活动最为活跃，制定并发布标准和技术规则的数量最多，在国际上的影响最大，因此可以说，ISO、IEC和ITU是开展国际标准化活动的主体。随着ISO、IEC和ITU等国际标准组织在国际社会地位的提高，越来越多的国家成为其成员，从而反映国际标准的重要性日益增强。ISO、IEC和ITU等国际标准组织制定的国际标准是在公开透明、协商一致、广泛参与、严格程序、执行统一的编写规则指导下制定的。这些国际标准是科学技术成果和实践经验的总结，是成千上万名参与国际标准制定者智慧的结晶，这些标准为世界各国所采用，对各成员国的生产、贸易、经济和社会的发展都产生了深远的影响。作为三大国际标准组织，ISO、IEC和ITU在世界标准化领域最具影响力和权威性，它们的发展代表了世界标准化的发展方向。

三、中医药国际标准化

中医药国际化，是指在中国本土形成和发展起来的中医药学在世界范围内被广泛接受和应用。中医药国际标准化，是指在国际范围内由众多的国家或组织共同参与开展的中医药标准化活动，旨在研究、制定并推广采用国际统一的中医药标准，协同各国、各地区的中医药标准化活动，研讨和交流有关的中医药标准化事宜。

中医药国际标准化对中医药国际化的支撑主要体现在如下三个方面：

1. 中医药实践　中医药诊疗行为为合法的医疗行为，并在各国的医疗保健实践中得到广泛应用，中医药循证医学及其方法学、特色技术操作规范需要国际标准的支撑。

2. 中医药产品　在中医药诊疗的活动中所使用的用以防治疾病的专属物品，在世界各国被承认为合法的医疗用品，获得药品、医疗器械的法律身份，并进入国际医药主流市场，中医药产品的安全和质量需要国际标准的支撑。

3. 中医药理论和学术体系　中医药的概念、理论和研究方法，在国际科学界、教育界特别是医学界得到广泛认同和运用，其科学性或科学价值得到承认，中医药核心概念和术语、分类体系和信息框架需要国际标准的支撑。

四、中医药相关的国际标准化组织

目前中医药相关的国际标准化组织主要有：国际标准化组织（ISO）、世界卫生组织（WHO）、世界中医药学会联合会（WFCMS）、世界针灸学会联合会（WFAS）等。

1. 国际标准化组织（International Organization for Standardization，ISO） ISO是联合国经济社会理事会的甲级咨询机构，是世界上最权威的标准化组织，它所制定的标准是级别最高的国际标准，现有成员国 165 个。ISO 成立于 1947 年，其前身是国际标准化协会（ISA，于 1926 年成立）和国家标准联合协调委员会（UNSCC，于 1944 年成立），总部设在瑞士日内瓦。ISO 的宗旨是：在全世界范围内促进标准化工作的开展，以便于国际物资交流和服务，并扩大在知识、科学、技术和经济方面的合作。其主要活动是制定国际标准，协调世界范围内的标准化工作，组织各成员国和技术委员会进行情报交流，以及与其他国际组织进行合作，共同研究有关标准化问题。中国于 2008 年成为 ISO 的常任理事国，它标志着中国标准化工作实现了历史性的突破。

2. 世界卫生组织（World Health Organization，WHO） WHO 是联合国下属的一个专门机构，只有主权国家才能参加，是国际上最大的政府间卫生组织，现有 194 个会员国。WHO 是联合国系统内卫生问题的指导和协调机构，它负责对全球卫生事务提供领导，拟定卫生研究议程，制定规范和标准，阐明以证据为基础的政策方案，向各国提供技术支持，以及监测和评估卫生趋势。在主权国家卫生监管体系中，WHO 在人员准入、机构监管等诸多关键领域制订的标准，最具权威性。

3. 世界中医药学会联合会（World Federation of Chinese Medicine Societies，WFCMS） 简称"世中联"，创建于 2003 年 9 月 25 日，是一个总部设在中国北京的国际性中医药学术组织。世中联致力于推动中医药学的国际交流、传播与发展，增进世界各国（地区）中医药团体之间的了解与合作，加强世界各国（地区）的学术交流，提高中医药业务水平，保护和发展中医药，促进中医药进入各国的主流医学体系，推动中医药学与世界各种医药学的交流与合作。作为主要业务之一，世中联对于推动中医药国际标准化进程起到了积极作用。2010 年，世中联成为 ISO/TC249 的 A 级联络组织；2011 年，世中联与 WHO 建立了工作关系。

4. 世界针灸学会联合会（World Federation of Acupuncture–Moxibustion Societies，WFAS） 简称"世针联"，是与世界卫生组织（WHO）建立正式工作关系的、与国际标准化组织（ISO）建立 A 级联络关系的非政府性针灸团体的国际联合组织，创建于1987 年 11 月，总部设在中国北京，现有团体会员 226 个；1998 年与 WHO 建立非政府性正式关系；2005 年，成立了国际针灸标准工作委员会。世针联致力于促进世界针灸之间的了解和合作，加强国际间的学术交流，进一步发展针灸医学，不断提高针灸医学在世界卫生保健工作中的地位和作用。世针联与 WHO 及其西太区组织、会员团体组织特别是中国针灸学会相互合作，在推动针灸国际标准化进程方面做了许多工作。

5. 西太平洋草药法规协调论坛 2002 年 3 月，在 WHO 西太区的倡导下，由中国、日本、韩国、新加坡、越南、澳大利亚及中国香港特区政府药政管理部门共同发起成立了"西太平洋草药法规协调论坛（FHH）"。它标志着中药技术标准管理的国际性协调组织的首次成立。FHH 的成立，推动西太区国家在以中医药理论为基础的传统药物和草药管理上协调与发展。

第二节 中医药国际标准化工作现状

一、世界卫生组织（WHO）

从 20 世纪 80 年代开始，世界卫生组织（WHO）逐渐重视为传统医学制定标准，有关标准如下表 9–1。

表 9–1 WHO 颁布的中医药国际组织标准

英文	中文	发布年
Standard Acupuncture Nomenclature (Part 1 Revised edition)	《经穴名称标准》（第一部分修订版）	1991
Standard Acupuncture Nomenclature (Part 2 Revised edition)	《经穴名称标准》（第二部分修订版）	1991
Standard Acupuncture Nomenclature (Second edition)	《经穴名称标准》（第二版）	1993
Guidelines for Clinical Research in Acupuncture	针灸临床研究规范	1995
WHO International Standard Terminologies on Traditional Medicine in the Western Pacific Region	世界卫生组织西太地区传统医学术语国际标准	2007
WHO Standard Acupuncture Point Locations in the Western Pacific Region	世界卫生组织西太地区穴位定位国际标准	2008
Benchmarks for Training in Tuina	推拿培训标准	2010
Benchmarks for Training in Traditional Chinese Medicine	中医药培训标准	2010

国际疾病分类（International Classification of Diseases，ICD）是由 WHO 制定颁布的国际统一的疾病分类标准，它根据疾病的病因、病理、临床表现和解剖位置等特性，将疾病分门别类，使其成为一个有序的组合，并以编码的形式来表示其系统性；是各国政府在医疗、管理、教学和科研及制定政策中关于疾病分类的规范性标准，是全球卫生健康领域具有权威性的基础和通用标准之一。

但是，在 ICD 的 10 次改版中均没有传统医学的一席之地。直到 2009 年，随着WHO 传统医学战略的实施，才提出在国际疾病分类体系中应有符合传统医学需求的分类代码体系，并准备在第十一版修订中增加传统医学章节。

2019 年 5 月 25 日，第 72 届世界卫生大会（WHA）审议通过了《国际疾病分类第十一次修订本（ICD–11）》，首次纳入起源于中医药的传统医学章节，这是中国政府与中医专家历经 10 余年持续努力所取得的宝贵成果。经过长期努力，最终在中国联合相关国家的通力合作下，在 ICD-11 中建立了以中医药为基础，兼顾日韩传统医学内容的病证分类体系，推动了传统医学 150 条疾病和 196 条证候条目纳入 ICD-11 传统医学章节。

二、国际标准化组织（ISO）

（一）ISO 标准类型及涵盖领域

ISO 标准化技术组织主要包括：技术委员会（Technical Committee，TC）、分委员会（SC）、工作组（WG）和特别工作组（AG）。ISO 标准按类型分，可分为国际标准（IS）、指南（Guide）、可公开获得的规范（PAS）、技术规范（TS）、技术报告（TR）和国际研讨会协议（IWA）。

目前 ISO 已经制定 23117 部国际标准：从食品卫生到计算机、从农业到医疗保健，几乎涵盖了技术、商业的各个方面，可以说，ISO 所制定的国际标准影响着我们生活的方方面面。ISO 涵盖的健康领域如下图 9-1 所示，中医药也是其中之一。

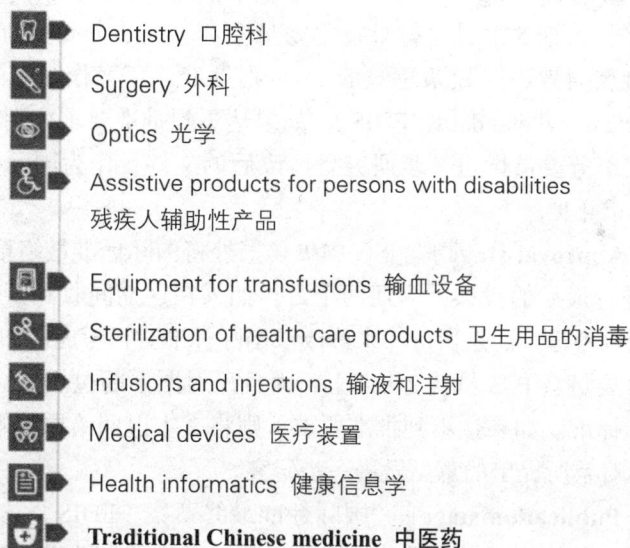

Dentistry 口腔科
Surgery 外科
Optics 光学
Assistive products for persons with disabilities 残疾人辅助性产品
Equipment for transfusions 输血设备
Sterilization of health care products 卫生用品的消毒
Infusions and injections 输液和注射
Medical devices 医疗装置
Health informatics 健康信息学
Traditional Chinese medicine 中医药

图 9-1 ISO 所涵盖的健康领域

（二）ISO 国际标准制定流程

ISO 制定国际标准遵循各成员体协商一致的原则。ISO 技术委员会和分委员会制定国际标准通常要经过下述六个阶段。

1. 立项阶段（Proposal stage） 制定国际标准的第一阶段是需要证实有必要。提交一个新工作项目提案（New proposal，NP），由相关的技术委员会（Technical committee，

TC）和（或）分委员会的成员投票决定是否将该项目纳入工作规划中。如果技术委员会和（或）分委员会的大多数成员体成员（Expert）投赞成票，而且至少有 5 个成员承诺积极参加该项目，则采纳该提案。在这个阶段，通常要指定一名项目负责人（Project leader，PL）来负责该项工作。

2. 准备阶段（Preparatory stage） 通常技术委员会和（或）分委员会要成立专家工作组（Working group，WG）来起草一份工作草案（Working draft，WD），该工作组由召集人（convenor）组织领导。工作草案通常要出几稿，直到工作组一致认为所提出的问题已找到最好的解决方案，该草案则可以提交给工作组的上级委员会，进入下一个阶段。

3. 征求意见阶段或称为委员会阶段（Committee stage） 一旦形成了第一份委员会草案（Committee draft，CD），该草案便由 ISO 中央秘书处注册。该草案分发给技术委员会和（或）分委员会积极成员（Participating member，P member 中文简称 P 成员）征求意见，必要时付诸表决。委员会草案通常要出几稿，直到在技术内容上达到多数成员意见一致。一旦达到多数一致，该文本便作为国际标准草案（Draft of international standard，DIS）提交。

4. 审查阶段（Enquiry stage） ISO 中央秘书处将国际标准草案（DIS）提交各 ISO 成员体并进行投票，为期 5 个月。如果技术委员会和（或）分委员有 2/3 以上的 P 成员投赞成票，而且反对票不足投票总数的 1/4，则批准该草案作为国际标准最终草案（Final draft of international standard，FDIS）。如果达不到批准要求，则将文本退回给原技术委员会和（或）分委员做进一步研究。修改后的文件，作为国际标准草案（DIS）重新进行投票和征求意见。

5. 批准阶段（Approval stage） ISO 中央秘书处将国际标准最终草案（FDIS），分发给各 ISO 成员进行最后的投票，为期两个月。如果在这期间收到了修改意见，这些意见在本阶段不予以考虑，而是留待将来修改该国际标准时再考虑。如果赞成票占技术委员会和（或）分委员会 P 成员的 2/3 以上，而且反对票不超过投票总数的 1/4，则批准该文件作为国际标准。如果达不到批准要求，则将文本退回给原技术委员会和（或）分委员会，根据反对票所提出的意见做进一步研究。

6. 出版阶段（Publication stage） 国际标准最终草案（FDIS）一旦得到批准，最后的文本仅可在必要的情况下做少量的编辑性修改。最后文本送交至 ISO 中央秘书处，由中央秘书处出版国际标准。

（三）国际标准化组织中医药技术委员会（ISO/TC249）

1. ISO/TC249 成立及其工作范畴 2009 年 9 月，ISO 通过我国提案，成立国际标准化组织中医药技术委员会，代号为 TC249，并由我国承担秘书处工作，秘书处设在上海，见图 9-2。ISO/TC249 目前的工作范畴为：所有起源于古代中医学并能共享一套标准的传统医学体系标准化领域的工作，涵盖传统与现代继承发展的两大方面。包括中药原材料质量与安全、中药制成品质量与安全、中医医疗设备质量与安全、中医药信息及服务类标准（限于产品的安全使用、设备与药物的交付、不涉及临床实践及产品的临床应用）。

2. 组织架构

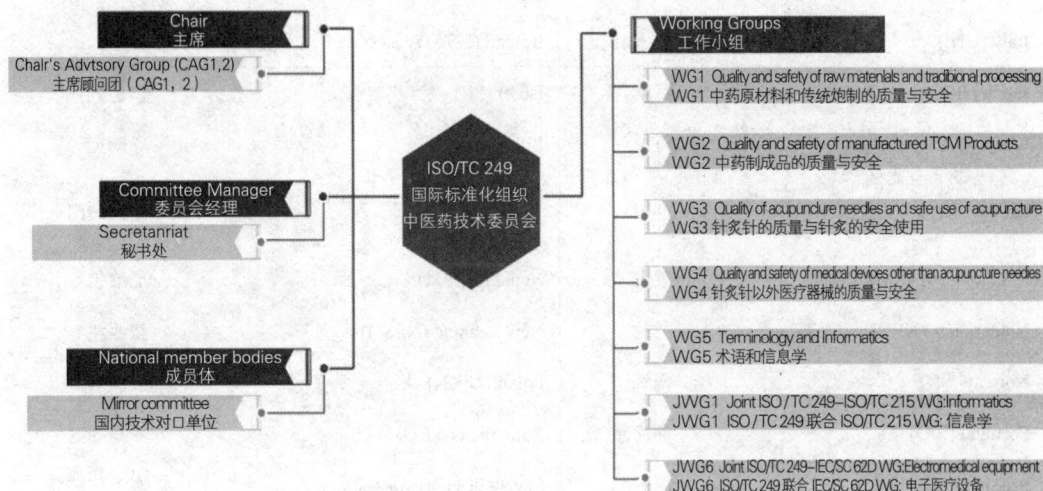

图 9-2 ISO/TC249 组织架构

（1）领导层 ISO/TC249 秘书处由上海中医药大学承担，现任主席为上海中医药大学沈远东教授，任期为 2019 至 2024 年。首任主席为原澳大利亚国家治疗药物管理局局长 Dr. David GHAHAM（戴维·格雷厄姆）。

（2）成员体 到目前为止，ISO/TC249 共有 23 个参与成员体（Participating members，简称 P 成员），21 个观察成员体（Observing members，简称 O 成员），具体信息见下表 9-2。P 成员有积极参加工作，承担投票、参加会议的义务，同时根据 ISO 制定的"一成员体一票"的投票机制，在国际标准的决议过程中 P 成员有着极其重要的投票权。O 成员可以以观察员身份参加工作，可收到委员会文件，有权提出意见和参加会议，但在决议过程中没有投票权。

表 9-2 ISO/TC249 成员体

P 成员（23 个）		O 成员（21 个）	
Australia (SA)	澳大利亚	Austria (ASI)	奥地利
Canada (SCC)	加拿大	Burundi (BBN)	布隆迪
China (SAC)	中国	Finland (SFS)	芬兰
Czech Republic (UNMZ)	捷克	France (AFNOR)	法国
Germany (DIN)	德国	Hong Kong Special Administrative Region of China(ITCHKSAR)	中国香港
Ghana (GSA)	加纳	India (BIS)	印度

续表

P 成员（23 个）		O 成员（21 个）	
Hungary (MSZT)	匈牙利	Iran，Islamic Republic of (ISIRI)	伊朗
Italy (UNI)	意大利	Ireland (NSAI)	爱尔兰
Japan (JISC)	日本	Israel (SII)	以色列
Kenya (KEBS)	肯尼亚	Lithuania (LST)	立陶宛
Korea，Republic of (KATS)	韩国	Macao Special Administrative Region of China (CPTTM)	中国澳门
Mongolia (MASM)	蒙古	Nepal (NBSM)	尼泊尔
Netherlands (NEN)	荷兰	New Zealand (NZSO)	新西兰
Norway (SN)	挪威	Poland (PKN)	波兰
Portugal (IPQ)	葡萄牙	Romania (ASRO)	罗马尼亚
Russian Federation (GOST R)	俄国	Seychelles (SBS)	塞舌尔群岛
Saudi Arabia (SASO)	沙特	Sweden (SIS)	瑞典
Singapore (SSC)	新加坡	United Kingdom (BSI)	英国
South Africa (SABS)	南非	Zimbabwe (SAZ)	津巴布韦
Spain (UNE)	西班牙	Tunisia (INNORPI)	突尼斯
Switzerland (SNV)	瑞士	Togo (ATN)	多哥
Thailand (TISI)	泰国		
Viet Nam (STAMEQ)	越南		

　　通过上表可知，目前 ISO/TC249 的 P 成员与 O 成员主要分布在亚洲、欧洲、北美洲、大洋洲与部分南非地区。虽然中医药已经传播到 180 多个国家和地区，但是多数国家由于各国文化背景、制度差异，以及中医药发展的不平衡，对中医药国际标准化的理解不深、认识不够，缺乏参与热情，这与中医药在国际上的广泛传播的态势极不相称。

3. 中医药国际标准

　　（1）已颁布中医药国际标准　从 ISO/TC249 成立至今 10 年左右的时间里，ISO/TC249 已出版 57 项 ISO 国际标准（详情见附录），其中由我国主导提案的国际标准占 70% 以上。2014 年 2 月国际标准化组织正式出版《ISO 17218：2014 一次性使用无菌针灸针》国际标准，这是首个在传统医药领域内发布的 ISO 国际标准。

　　（2）正在制定的中医药国际标准　目前 ISO/TC249 还有 36 项正在制定的中医药国际标准，处于不同的制定阶段（详情见附录）。

（四）国际标准化组织健康信息技术委员会（ISO/TC215）

ISO/TC215 成立于 1998 年，秘书处设在美国。其工作范围主要为：医疗服务、疾病预防和健康促进、公共卫生和监测、与健康服务有关的临床研究等领域的健康信息。目前有 28 个 P 成员，35 个 O 成员。ISO/TC215 已发布 198 项国际标准，在研 54 项。

我国自 2008 年开始参与 ISO/TC215 的工作。由中国标准化研究院牵头、中国中医科学院中医药信息研究所等单位共同组成的代表团参加了在 2008 年 10 月于土耳其伊斯坦布尔召开的 ISO/TC215 联合工作组会议。会上，我国代表团提出了申报"中医药学主题词表编制规则""中医药学语言系统分类标准与代码""中医药数据资源分类标准与代码""中医学信息元数据标准""中医临床术语分类标准与代码"等 5 项标准项目提案的意向。

随着 2009 年 ISO/TC249 的成立，如何避免与其工作范围的冲突成为 ISO/TC215 需要解决的问题。2011 年 5 月，ISO/TC249 的代表参加了于芬兰召开的 ISO/TC215 的全会。双方代表及各界专家在经过详细讨论后商定：在 ISO/TC215 与 ISO/TC249 之间建立名为"中医药信息学（Informatics of TCM）"的联合工作组（JWG），工作组代号为 ISO/TC215/JWG1，以处理中医药信息学领域的标准项目。此后双方还商定了该联合工作组的详细工作程序，为双方联合开展"中医临床数据及分类结构"等标准项目构建了合作框架。ISO/TC215 现已颁布 15 项与中医药相关的国际标准（详情见附录）。

三、世界中医药学会联合会（WFCMS）

世界中医药学会联合会已经正式发布 27 部中医药国际组织标准（详情见附录），对推动中医药国际标准化进程起到了积极的作用。

四、世界针灸学会联合会（WFAS）

截至 2018 年年底，世针联在全球 62 个国家和地区拥有 235 个团体成员，凝聚了全世界 30 多万名中医针灸工作者。2013 年 5 月 WFAS 发布 4 项针灸国际组织标准（详情见附录）。

第三节　中医药国际标准化工作事例回顾

一、艰难异常的 ISO/TC249 冠名之争

2009 年 3 月，中国向国际标准化组织（ISO）总部递交了关于成立"传统中医药技术委员会"的提案，经 3 个月的投票期，结果为 24 票中有 12 票赞成，4 票反对，鉴于投票过程中的实质性反馈意见，其中包括日韩为首的国家提出以东亚医学来命名该技术委员会的提议，2009 年 8 月，根据 ISO 总部要求，在该技术委员会正式成立之前由中方牵头，中日韩等国在北京针对命名当中的不同意见进行了讨论，但很遗憾会议并未能

在这一点上达成任何共识，所以在 2009 年 9 月第 45 届南非会议上技术管理局正式批准成立新委员会 ISO/TC249 的时候采取了以 TCM 作为暂定名的方式，ISO 技术管理局还要求在该委员会第一次全体成员大会上继续讨论并尽快解决名称和工作范畴问题。

在此后 TC249 第一、二、三次全体大会、多次国际大会和中日韩三方圆桌协调会议上，均对名称问题进行了讨论，但仍未能达成共识，日本、韩国、美国、印度除曾提出过"东亚医学""东方医学"之外，又提出了"传统医学（TM）"命名的方式，这样一来整个技术委员会的工作范畴面临扩大，而支持 TCM 命名的票数将进一步被分流。秘书处在这样的极其艰难的局面下，始终坚持沿用 TCM 的暂定名开展工作，并顺利组织成立了五个工作组，与 WHO、世中联、世针联建立联络组织关系。

2013 年 TC249 的 P 成员国印度提出将本国传统医学阿育吠陀加入 TC249 工作范畴中，如果这个提案获得通过，TC249 冠名 TM 的可能性将进一步加大。秘书处充分尊重成员国意愿，在技术委员会进行了两轮内部投票，投票结果是印度的提案被否决，委员会最终决定不将阿育吠陀传统医学纳入 TC249 工作范围中。通过这一案例，秘书处清楚地看到了成员国对当前 ISO/TC249 工作范畴的想法。

作为 ISO/TMB（ISO 技术管理局）常任理事国，日韩始终欲借中医学的科学内涵，提高本国的学术地位，增加本国的竞争力，对一些中立国家进行攻关和游说，并对 TMB 不断施加压力。2015 年初，技术管理官员 Mary Lou 告知秘书处，技术管理局要求 TC249 在 2015 年中期之前需解决委员会名称的问题，否则将由 TMB 进行仲裁。秘书处考虑到如果对名称直接进行投票会有很大的风险，所以先对修改后的 TC249 工作范围启动委员会内部投票。投票结果最终通过了修改后的工作范围。2015 年 3 月，TC249 秘书处将 TC249 工作范围的投票结果递交总部进行投票，15 个常任理事国中由于有 2 个国家（日本、印度）建议 TMB 延迟对该事项做决定，当时工作范围并未立即获批。由于工作范围与名称息息相关，如何在第六次年会上解决名称的任务变得愈加艰难。

2015 年 6 月在北京召开了 TC249 第六次全体成员大会，秘书处根据 ISO 的原则，为在 TC249 名称上形成共识做了最后一次努力。2015 年 5 月 31 日～6 月 2 日，连开三场中日韩三方协调会，但三国各执一词，协商未果。委员会在 6 月 4 日集中讨论名称议题，在 ISO 总部技术官员 Mary Lou Pelaprat 的指导下，现场共进行了两轮匿名投票。①第一轮投票：每个成员国需从八个现有选项中选出一个，结果排名前两位的为 Traditional Chinese Medicine 和 Traditional Medicine: Chinese Medicine，Kampo and Korean Medicine。②第二轮投票：每个成员国在已选出的两个选项中选择一项，如该项超出票数的 2/3，即胜出。最终 12 个参会国家，8 票选择 Traditional Chinese Medicine，委员会最终决定 Traditional Chinese Medicine 成为 ISO/TC249 的正式名称，并递交 TMB 进行正式批准。

2015 年 6 月底，ISO 技术管理局正式批准 TC249 永久名称为"Traditional Chinese medicine"（中医药），并同时通过 TC249 的工作范围。

历经六年之久，ISO/TC249 的定名之争终于尘埃落定。TC249 的正式冠名，体现了中医药在国际上获得了广泛认可，进一步扩大了中医药在世界的影响力，开创了中医药标准化新格局，为中医药进入 WTO 认可的国际标准化体系铺平了道路。

通过这次冠名之争，我们可以清晰地看到有关中医药的国际争议其背后都有深刻的政治、经济缘由，在清醒地认识到这一点的基础上，要解决中医药国际标准化重大争议还需要我们有全局智慧、国际视野和胸怀，熟练掌握国际组织工作规则，有理有节地稳步推进。

二、来之不易的 WHO-ICD11 传统医学章节

国际疾病分类（International Classification of Diseases，ICD）是由世界卫生组织（WHO）制定颁布的国际统一的疾病分类标准，它根据疾病的病因、病理、临床表现和解剖位置等特性，将疾病分门别类，使其成为一个有序的组合，并以编码的形式来表示其系统性。ICD 作为权威的国际疾病分类标准已有百年应用历史，各国政府将其广泛地应用于卫生统计、行政管理及科学研究中，也是发达国家医疗保险付费的重要依据。

在 ICD 的 10 次改版中均没有传统医学，直到 2009 年随着 WHO 传统医学战略的实施才提出在国际疾病分类体系中应有符合传统医学需求的分类代码体系并准备在第十一版修订中增加传统医学章节。

考虑到传统医学当前发展现状，WHO 决定 ICD11 传统医学章节暂时只涵盖起源于古代中医的、在中日韩等东亚国家得到长足发展的传统医学模块。获知此信息后国家中医药管理局迅速选派了中国专家赴日内瓦 WHO 总部参与国际层面的工作计划及方案商讨，同时又迅速组建了全国审评专家和术语专家团队，由国家中医药管理局全面统筹领导，授权上海市中医药发展办公室负责具体事务，成立了项目工作组。该项目经国家中医药管理局上报后也得到了我国国家领导人的高度重视，2010 年 10 月，经时任国务院总理温家宝、国务院副总理李克强、国务委员戴秉国三位领导人批复同意，中国政府首次向 WHO 传统医学国际疾病分类项目捐赠 120 万美元专项经费。

我国专家团队不辱使命，将 WHO 标准模式和中医体系进行充分磨合，兼顾理论框架的完整性与临床实践需求设计了病、证内容模板，同时与日韩专家从模板框架到术语翻译用词进行了反复沟通，最终达成共识。病、证模板很好地包容了日、韩传统医学有关内容，得到包括日本、韩国、澳大利亚及美国等国专家的认可，并获得 WHO 的采纳，实现了既保持中医特色又符合 ICD 规则和要求的工作目标。

2012 年 5 月，WHO 通过互联网面向全球公开发布了 ICD-11 传统医学章节 Beta 版。根据 WHO 要求，传统医学章节要在不同国家进行临床测试，2013 年 3 月 22～23 日 ICD-11 传统医学章节 Beta 版在我国举行了预测试演练。WHO 项目官员对中国预测试方案、程序和过程及成果非常满意，对我国的预测试组织工作及实施安排给予了高度评价。在我国成功案例的示范下 WHO 最终于 2017 年完成了传统医学章节全球临床测试。

2019 年 5 月 25 日第 72 届世界卫生大会（WHA）上顺利通过了包含传统医学章节在内的 ICD 第十一版，整个传统医学章节涵盖了中医药为主的传统医学 150 条疾病和 196 条证候。这一来之不易的成果是传统医学国际化发展的里程碑式标志，它不仅标志

了中医药在标准化和国际化建设上迈出了实质性的步伐，也将为中医药正式进入各国医疗卫生体系奠定基础，彻底打破了传统医学"信息孤岛"现象。

整个 ICD11 传统医学章节的工作过程提示我们中医药已经发展到了一定阶段，是时候自信地踏入世界医疗信息平台了，通过 WHO-ICD11 传统医学病证分类和编码工作，中医药在信息领域的核心标准已经初具雏形。

第四节　中医药国际标准化面临的机遇与挑战

一、中医药国际标准化面临的机遇

1. 国际环境日趋有利　中医药是世界范围内应用最广泛的传统医学，越来越受到国际范围内的认可，根据最新的统计数据，中医药（含针灸）已传播到 183 个国家和地区，在当地扎根的中医诊所近 30 多万家，有近 700 所中医药教育机构和几百家中医药研究中心，并且这个数字还在逐年递增。目前，据不完全统计，我国与外国政府及有关国际组织已签订了含有中医药合作内容的双边政府间协议 97 个，并与美国、法国等国签订了专门的中医药合作协议 60 个。中医服务先后在新加坡、澳大利亚、匈牙利、泰国等国家确定了法律地位，美国、韩国等一些国家和地区通过建立行业组织对中医药服务进行自律管理，并将中医药治疗纳入医疗保险体系。

2. 国际市场迫切需求　随着生物－社会－心理的新医疗模式逐渐受到认可，中医学的思维体系和治疗方式逐渐受到世界各国的重视，成为各国医疗保健、西药替代疗法的重要选择，中医药疗法在健康产业中的价值和市场潜力逐渐显现。各国纷纷提出与我国加强中医药领域合作，中医药在国际社会的合作需求日益提升，中医药服务贸易成为新的增长点。中医药国际化发展的良好趋势，中医药国际标准的建立可以保障中医药产品的质量和安全性，进一步规范世界范围内中医药从业人员的专业素养，并能够按照符合中医药规律和含义的统一信息术语来开展中医药事业的各项工作，这些有利的条件和迫切需求都为中医药国际标准化建设提供了广阔的空间，更提出了紧迫的要求，满足这种需求，不仅是中医药国际标准化工作的目标和方向，也是自身发展的强大动力。

3. 国际组织大力推动　国际组织是中医药国际化的重要臂助，也是传播推广的主要途径。目前与中医药相关的主要国际组织如国际标准化组织（ISO）、世界卫生组织（WHO）、世界中医药学会联合会（WFCMS）、世界针灸学会联合会（WFAS）等皆在大力推动中医药的标准化工作，同时也陆续出台了一系列中医药相关国际标准。特别是 ISO/TC249 名称的确定不仅仅是把暂定名变成正式名称，其更重要的价值在于今后该技术委员会制定合作的所有标准，包括源于中医药，在不同的国家发展衍生的相关产品技术等，都必须冠以中医药（TCM）名称，与 ISO 体系中其他技术委员会联合所作标准也以中医药与相关技术委员会共同冠名。在 ISO 标准体系中，正式确立了中医药标准类别，这在世界传统医学界是首创之举。

4. 国家战略的重要内容　中医药既是中国的也是世界的，尤其在防治重大疾病和急性传染病中发挥着巨大作用，我国认识到中医药在国际发展的战略中的巨大作用，大力推动中医药服务走出去的进程，2012 年 4 月商务部等 14 个部委联合发布《关于促进中医药服务贸易发展的若干意见》。2013 年 9 月国务院颁发了《关于促进健康服务业发展的若干意见》，2015 年 4 月国务院办公厅印发了《中医药健康服务发展规划（2015–2020年）》，2013 年国家提出"一带一路"战略，2016 年 2 月国务院又发布了《中医药发展战略规划纲要（2016–2030）》，这些政策和措施的出台为推动中医药进一步走向世界，提供了强有力的支持。这些国家政策的出台，体现了中国将打造中医药的国家"名片"，为世界人民的健康作贡献，提升我国的国际声誉。

二、中医药国际标准化面临的挑战

中医药国际标准化在迎来发展重大机遇的同时，也面临严峻的国际形势，主要体现在以下几个方面。

1. 国际中医界的挑战　中国是中医药的发源国，中医药亦是所谓"韩医药""汉方"的源头。2010 年 11 月 16 日，"中医针灸"被正式列入联合国教科文组织"人类非物质文化遗产代表作名录"。然而中医药的国际化进程一直被"去中国化"所困扰，中医药国际标准化进程也不例外，近年来随着中医药在一些国家的快速发展，许多国家有意淡化中医学起源和发展于中国的历史，我国中医药标准工作人员也进行了大量工作，使得我国的中医药的知识产权得到了保护，比如在 WHO/ICD–11 制定过程中，传统医学章节实际上主要是中医药学（Traditional Chinese Medicine，TCM），然而日、韩等国方面反对以 TCM 命名，提出以"东方医学（TOM）""传统东亚医学（TEAM）"命名，并极力反对核心难译词汇的拼音化等，这些都体现出了其他国家对我国中医药宗主国地位的挑战，应该使我们给予充分的重视，以制定更合理的中医药世界发展战略。

2. 发达国家标准基础深　美国、欧洲国家是标准化强国，与我国相比，起步较早，更熟悉国际游戏规则，国际标准技术研究能力较强，有较多话语权，语言优势明显。同时日、韩在标准化方面的研究也走在中国前面，某些领域技术国际领先。日本、韩国及欧美国家纷纷开展传统医药标准的研究制定，加快推进传统医药标准国际化战略，通过国际标准提案，争夺传统医药标准制定的主导权。与之相比，我们的工作基础、实践经验、国际规则、人才储备还不适应新形势发展的要求，难以满足未来竞争的需要，成为我国参与中医药国际标准化工作的不利因素。

3. 全球中医药发展不平衡　中医药虽然已经传播到 180 多个国家和地区，但是由于文化背景和政治制度的差异，导致中医药的科学内涵尚未被国际社会广泛认可和接受。中医药服务在海外面临诸多政策和技术性壁垒，发展呈现不平衡的状态：一是各国对中医药的接受程度不一；二是各国中医药方面从业人员水准及数量差距较大。这使得各国对中医药国际标准的需求和理解存在很大差异，反映在标准制定过程中有时难以达成共识。同时也造成 ISO/TC249 年会议程安排时各工作组会议会受限于部分成员国专家较少的情况，工作很难大面积铺开，我国参会专家较多的优势无法体现。针对中医药国际标准化面临的外部机遇与挑战，我国在中医药国际标准化建设进程中既应"借力打力"，充分利用外部机遇，还应"苦练内功"，直面挑战，做好战略规划，稳扎稳打，争取掌握国际标准制定的主导权。

三、中医药国际化发展的对策

1. 开展中医药国际标准化发展战略研究　中医药标准化作为一个完整的体系，应当站在国家和民族利益的高度统筹规划。目前为积极应对中医药国际标准化日趋激烈的竞争态势，组建统一的申报专门机构，整合研究人员与企业等相关各方的资源，形成合力，把握机遇，争取主动，从战略研究到整合力量参会，从会议全程跟进到加强官方层次沟通与交流，加强中方代表团整体的组织与协调，做好顶层设计，开展详细的战略研究，立足于全局，以更高的着眼点进行全面部署，完成中医药国际标准化发展规划制定，明确战略目标、优先领域、行动计划和重点任务，为未来一个时期内我国中医药国际标准化工作提供战略性及具体申报工作的指导。

2. 主导中医药国际标准的研制制定　中医药国际标准的最终目的就是推动中医药合法化和国际化。而 ISO 作为由各国标准化团体（ISO 成员团体）组成的世界性的联合会，WHO 作为国际上最大的政府间卫生组织，世界中医学会联合会和世界针灸学会联合会为世界性的行业学会组织，在全球中医药行业中具有广泛而深刻的影响力，其制定的标准也更为中医药行业内所接受，更加符合中医药的行业特点，以上国际性机构制定发布的标准具有国际权威性，推广容易。尤其是在 ISO 中医药国际标准制定方面，应进一步发挥 ISO/TC249 秘书处设在我国的优势，加强实时信息沟通，里外配合，齐心协力，做好国际标准化工作，为我国有效参与国际合作和竞争赢得优势。

一是积极推进已定中方标准项目的研究工作；二是推动国家标准向国际标准转化，例如推动将头皮针、耳穴名称与定位等国家标准转化为世界卫生组织标准；三是充分做好中医药国际标准项目的贮备工作并推动立项和制定。

3. 积极推动中医药国际组织标准研究制定　世中联、世针联，作为秘书处设在我国的国际性学术组织，在国际业界有较大影响。其标准制定及推广主要依托其国际会员团体和中医药专家的作用，更多的是走民间和学术通道，具有快速高效、易于推广等特点，参与制定的国际会员团体和专家只要应用，就可形成"事实上的国际标准"。有些 ISO 和 WHO 限于组织性质或利益纠纷不方便制定却又急需的标准亦可通过中医药国际组织来组织制定，并且通过中医药国际标准制定的相关工作，同时两个组织作为 ISO 和 WHO 的联络组织，可以发挥试行期或实验田的作用，为 ISO 和 WHO 标准制定打下良好的发展基础。协调不同国际组织间的工作，参与国际医疗体系的规范与治理，例如 WHO 开展中医药的疾病分类并涉及术语和定义，同时 ISO/TC249 也在做这部分信息术语的内容，而参与申报和制定的主体还是中国的专家，应从国家层次进行协调与互动，共同形成推动中医药进步的合力，推动中医药国际组织标准制定与发布，高效快速建设中医药国际标准体系。

4. 开展人才梯队建设　标准日益显现的重要性意味着对标准化人才数量和质量的高要求，应加快建设中医药国际标准化人才梯队，一是加强中医药国际标准化专家队伍建设，建立国际标准化专家人才库，加快培养一批能够承担国际标准化工作任务，既熟悉国内外相关领域的发展状况，又熟悉标准制定程序，具有国际经验的核心专家队伍。二是派遣青年骨干力量前往 ISO 学习深造，锻造专业能力，熟悉国际规则，培养将来能独立参与或主持中医药国际标准制修订工作的专家队伍，重点培养能够担任国际标准化组织及技术机构高层领导职务的人才。三是与高校合作，探索中医药国际标准化人才开发和培养的有效途径，配套推出专门培训教育方案和系列教材，加强中医药专业外语教育教学，创新人才培养模式，建设中医药国际标准化后备人才培养基地。

5. 发挥企业在标准制定中的积极作用　标准的制定应遵循市场规律，目前参与中医药国际标准制定的团队的确还相对单一，多数申报主体还是以大专院校和研究机构的科研人员为主，有些标准是为了"标准"而标准，与市场实际需求的关联度需要进一步增强，如中药标准是否最终能够作用到国际市场的中药注册上市等，直接服务于企业在市场运营中的重大需求，因此应该吸引企业和相关方大力参与，进一步发挥企业在标准制定和执行中的一线作用，吸纳中医药行业企业加入 ISO 中医药国际标准化工作，开展中医药服务贸易国际标准的制定。

第十章 中医药标准支撑体系▷▷▷▷

中医药标准支撑体系聚焦中医药标准在临床中医医疗服务、保健康复服务和中医药教育、科研、国际交流等领域的应用，从中医药标准的实施、执行监管、评估、信息化管理和咨询服务等方面，为中医药标准的实施与推广提供有力支撑。

第一节 中医药标准的实施

中医药标准的实施是指有组织、有计划、有措施、有步骤地贯彻执行中医药标准的活动，是中医药标准管理制定单位、各类中医医疗、预防、保健、康复服务和中医科研、教育、对外交流合作等组织机构和个人，将标准化规定的内容在实际中医药活动中运用的过程，是中医药标准化的终极目标。

一、中医药标准实施的重要性

中医药标准化活动中最重要的环节即中医药标准的实施，在完成了中医药标准的制定工作后，中医药标准的实施成为中医药标准化工作中的中心任务，成为中医药标准取得成效、接受实践检验并自我完善、实现预定目标的关键。

二、中医药标准实施的主要任务

（一）中医药标准的宣传普及

标准化是为了在既定范围内获得最佳秩序，促进共同效益。中医药标准化水平与其他行业及与中医药事业发展的实际需求相比，存在着较大的差距。同时，中医药行业的标准化、规范化的意识与中医药发展的内在需求也存在着一定的差距。在中医药行业内对中医药标准化的认识各异，分歧较大，所以中医药标准化实施中的首要任务便是对中医药标准化的普及宣传。借助报纸、期刊、图书、网络等媒体，开展多样的中医药标准普及宣传活动，提高社会尤其是中医药行业内对中医药标准化的认识。

（二）中医药标准教学与培训

中医药标准实施的重要任务是加强中医药标准的培训，通过中医药标准化教学与培训，使普通中医药从业人员了解并掌握中医药标准化的基本知识、基本原理及中医药标准制定的目的、规范性要素、与临床相结合等，为中医药标准化的实施奠定坚实的基础。

（三）中医药标准的贯彻执行

中医药标准的执行是中医药标准实施的核心任务，中医药标准的实施就是围绕中医药标准的执行这个核心而开展中医药的宣传普及、中医药的标准培训等环节。中医药标准需要在实践中贯彻执行，将病证诊断标准、临床治疗指南、临床技术操作规范和疗效评价标准等应用于临床治疗。

（四）中医药标准实施的监督检查

中医药标准实施后，必须对实施的情况进行严密的监督检查，以保证实施方案中的各项任务及要求贯彻落实，并及时更正标准实施中的各种问题，利用中医药标准评价机制对各环节进行评价，确保中医药标准实施并发挥其效能。

三、中医药标准实施体系的建立健全

中医药标准的实施是一项全面、系统、复杂的工程，因此需建立一套独立完整的实施体系。这个体系不仅要符合当前国际经济社会发展的新情况和新形势，也要适应我国经济社会发展水平。中医药标准实施体系需体现我国的市场经济特征，市场为主导、企业为主体、政府宏观调控，同时依据不同标准、市场不同需求，灵活采取实施方式，从而更好地完成中医药标准实施的普及宣传、培训、贯彻执行、监督检查等主要任务。

在标准化实施的初期阶段，要充分发挥政府在中医标准实施体系中的主导作用，通过政府行政、法律、经济等手段，采取多种措施和办法，促进中医标准的实施。构建中医标准实施体系，需要统一规划，需要将各个团体、单位进行系统地组织安排并对职责任务进行合理分配。在初步形成标准实施体系后，更需要推动并运行标准的实施体系，使其正常运转并逐渐走上正轨。以上这些都需要政府标准化管理部门履行自己的职能，充分发挥作用，运用行政管理权、政府的公信力和权威，动用公共资源，激发行业的积极性，带动中医行业实施标准，引导行业广大人员学习标准，参与中医标准化活动。

中医标准实施体系以临床、科研、教学一线为重点，以提高管理水平和技术水平实效为核心，以政府部门为主导，以中华中医药学会、中国中西医结合学会、中国针灸学会、中国民族医药学会等全国性的行业组织为龙头，依托重点专科专病单位、重点学科单位等行业内重要的医疗、科研、教育机构，形成标准化专业技术组织，建立中医标准实施骨干单位网络，在此基础上，通过中医标准实施示范单位遴选，发挥示范单位的影响带动作用，逐步完善中医标准实施网络，建设中医标准实施体系。在中医标准实施体系建设中，应当充分发挥行业组织的作用，通过中医标准的实施，提高行业组织的标准化工作能力，不断加强行业组织建设，充分发挥其应有的职能作用。

单位和个人是中医标准实施的主体，每一项中医标准的实施必须落实到每一个单位和个人，才能充分体现中医标准的效益，应将中医标准的各项要求和实施方案逐项落到实处，并不断自我监督、检查、修正、完善。

四、中医药标准的实施程序

程序决定结果，程序的科学、合理、公正、规范，直接影响着中医药标准化实施的成效。因此，对于中医药标准的实施，必须有一套规范的程序来保证中医药标准实施的效果。

（一）制定方案

中医药标准批准发布后，应尽快制定标准的实施方案。一个好的标准实施方案是将中医药标准实施各阶段紧密联系起来的关键。在中医药标准实施的准备阶段，应先进行具体实施方案的制定工作。指定方邀请各方面代表进行统一协调，或者采取下发文件的形式，由政府转发到各方人员，以体现标准制定的重要意义，使参与人员正视这项工作的意义。如有必要，可成立专项工作领导小组，协调各方工作，督促检查执行，调动各方面的积极性，完成中医药标准实施方案的制定工作。

（二）准备阶段

1. 思想准备　要使接触到标准尤其是标准实施人员对标准有正确的思想认识，做好实施前的动员和宣传工作。

2. 人员准备　中医药国家标准和行业标准的实施，是全国全行业中医药工作者的大事，需要动员全行业的力量来贯彻执行。

3. 技术准备　主要是要提供有关中医药标准及标准化的资料，包括中医药标准化及其背景资料、辅导材料及其他影像材料等。

（三）试点实施

试点实施即按照以点带面，逐步推广的原则，试点先行，带动全面贯彻实施。经过试点实施这个步骤，可以避免在贯彻实施过程中出现不必要的麻烦，试点实施尤其针对一些涉及面广、影响深远的重大中医药标准。在试点实施过程中，可以采取比较灵活的政策措施，比如新旧标准同时实验对比的"双轨制"等，积累数据和经验，为下一步全面贯彻实施创造良好的条件，打下坚实的基础。

预实施阶段是试行评测，要密切观察标准实施中出现的问题，以及分析这些问题所反映的深层次原因，还要对解决这些问题进行一些探索性的研究。

（四）全面实施

中医药标准实施的关键环节是中医药标准的全面实施阶段。在全面实施阶段，须在全部的实施范围内将中医药标准实施的各项要求落实具体全面。在充分准备和预实施的基础上，将中医药标准的各项规范性要素转化为指导医疗保健服务和科研教学等活动的具体指标要求。把中医药标准与实践相结合，将中医药标准运用到实践中，落实标准的具体要求到工作的各个方面即全面实施阶段的任务。

（五）检查完善

中医药标准实施的重要环节是检查完善。在中医药标准试点实施及全面实施阶段展开后，就需要不断通过检查完善，进一步验证中医药标准的可行性和科学性，发现标准本身及实施工作存在的问题和经验。

（六）总结反馈

及时对试点及全面实施中医药标准工作进行总结反馈，包括对各种文件资料的归纳、整理和立卷归档，对已有数据资料的分析和经验的总结归纳，及时收集整理有关的情况信息，通过一定的信息渠道，逐级反馈到中医药标准实施的各级组织机构，根据对这些情况信息的整理分析，做出对中医药标准及其实施工作的评价，并对下一步中医药标准的实施工作提出可行性意见及建议。

在中医药标准实施的有效期内，通过不断地循环完善，促进了标准实施和标准修订的紧密结合，使中医药标准由粗到细、由浅及深，不断提高自身以适应实际发展的需求。

综上，中医药标准实施工作是一项全面、系统、复杂的工程。因此在实施方案中，要根据不同阶段的不同情况，合理安排时间，既不能过于紧缩，也不能过长。在准备阶段和试点实施阶段对一些强制性的中医标准不能留有太长时间，做到统筹规划，合理安排。

五、中医药标准实施的方式

中医药标准的实施有两种方式，分别是强制性和自愿性。法律法规引用、强制认证、国家监督等都属于强制性方式，通过政府的行政强制力来推动标准的实施，实施此种方式的中医药标准多关系到国家安全、经济安全、人体健康和生命安全、环境保护等公共领域。自愿性方式则是针对个人和单位而言，多通过一些鼓励引导的措施方法。

（一）强制性方式

1. 法律法规引用　法律法规是立法机关经过规定的程序，以一定的形式将国家管理社会、经济生活各个方面的决定体现出来，并通过国家强制力来保证实施，是国家意志力的体现。法律法规的实施以国家强制力为后盾，具有不可违反性，其适用范围内的一切个人、法人及组织单位，都必须无条件遵守，一旦触犯或者违反就会受到相应的制裁。因此，凡是引用到法律法规中的中医药标准，会作为执法依据得到实施。《中华人民共和国执业医师法》和《医疗机构管理条例》等法律法规具体规定了中医药从业人员的资格考试及注册标准和中医药机构的准入标准，虽然并不是完全具有引用标准的正式格式，但是也体现了标准在法律法规引用下，在国家行政强制力的保障下得以贯彻实施。

2. 强制认证与强制标识　对某些服务和商品特别是涉及人体健康和生命安全的，要通过认证程序，经国家认证监督管理部门和国家中医药管理部门认可的承担强制性认证工作的认证机构，受政府委托或者授权，通过专门的认证程序，进行强制性检验、检测和认证评估。按照国际标准化规则和 WTO 的有关规定要求，对关系到人体健康和生命安全、环境保护等方面的中医药标准，应当作为强制性标准强制执行。对于大量的技术标准、管理标准和工作标准，可以通过专门的强制性认证机构和认证组织认可，并向符合标准的中医药医疗保健服务、科研、教育机构及人员颁发相关认证证明文件及认证标识。

3. 行政监督检查　按照某些强制性标准的规范要求，国家中医药管理部门和地方中医药管理部门等行政管理机关，采取监督检查的方法对行政管理相对人进行管理。通过评价被管理人的资质、行为活动是否符合有关强制性标准，作为行政管理的重要依据。根据中医药标准实施的具体情况，进行事中和事后的检查并依法进行处罚，对中医药标准的实施进行检查。

4. 合同协议引用　是推荐性标准强制实施的一种方式，在合同协议中，签订合同协议的双方，引用具有推荐性的中医药标准，作为合同履行的基本要求，将不符合推荐性标准的，视为未履行合同，追究违约责任。这种通过契约合同的责任约束方式，在合同协议范围内将原本不具有强制性的推荐性标准具有了强制性。

（二）自愿性方式

1. 自愿认证　国际标准化工作中标准化实施的主要手段之一便是自愿认证。自愿认证的程序为首先由权威部门和权威组织认可的认证机构或认证组织，对自愿申请认证的企业及各类机构与人员，组织认证专家，按照公开的认证程序和认证规程，依照相关的标准对服务或者产品进行合格性评价，然后出具相关的证明性文件，并发给认证标识。中医药标准的自愿认证是由国家认证的监督管理部门或者国家中医药管理部门认可的认证机构，将自愿申请认证的中医药医疗保健、科研、教育等机构人员，依据认证程序及认证规程，按照相关的中医药标准，由中医药行政部门委托授权而开展相应的认证活动。

2. 实施单位的自我声明　是一种已经经过认证或者在没有认证组织的领域范围内的一种实施方式，在面对社会公众提供服务、产品的领域是比较常见的。实施单位，即具有推荐性标准的，可以通过对公众社会的声明，承诺人员、机构、服务、生产活动、设备条件等符合有关标准，而达到树立规范形象、扩大舆论宣传效果、突出品牌优势的一种方法。

3. 政策奖励　即通过多种不同的奖励方式，促进鼓励中医药医疗保健服务、科研、教育机构实施标准，是政府部门对自愿实施标准的一种政策引导。

4. 政府采购　在政府采购中，政府部门将中医药的有关标准作为基本要求，将符合中医药标准的单位作为遴选对象，进而达到引导和促进越来越多的单位自愿实施有关标准的效果。

5. 重大项目实施建设目标依据　即在大项目立项、实施建设和评估验收工作时，国家及各级政府将中医药标准作为基本依据和招标、筛选的条件。从另一方面来说，政府投资重大项目可以使更多的单位实施中医药标准。

六、相关部门在中医药标准实施中的作用

（一）政府行政主管部门在中医药标准实施中的任务

政府行政主管部门是全国标准化工作的管理部门，应该从国家标准化工作全局上，对中医药标准实施工作予以宏观调控。首先要做好中医药国家标准计划立项和中医药行业标准的批准备案工作，同时联合中医药主管部门，站在国家总体发展的高度，对我国拥有自主知识产权的中医药领域标准化发展进行研究，设立专题，从宏观层面上对中医药标准的实施给予指导。并对相关行业、部门的中医药标准，比如中药相关的标准，从国家标准层面进行协调，做好标准的实施工作。

（二）国家中医药管理部门的任务

国家中医药管理部门作为中医药行业主管部门和中医药标准化管理部门，在中医药标准的实施中担负着极为重要的任务。在上级部门的指导下，从中医药工作的实际出发，研究并制定中医药标准实施的政策和措施，建立健全中医药标准实施的奖励促进机制，并制定相应的管理规范。做好中医药标准项目立项和计划实施的组织工作，确保中医药标准的制定与修订工作顺利完成，并及时报批。在中医药标准实施之前，要牵头制定中医药标准实施方案，对标准实施的各个环节进行明确规范，从人员、经费等方面对中医药标准的实施工作予以保障。在中医药标准的实施过程中，要不断改进实施工作的措施和方法，做好实施工作的监察工作。中医药标准中需强制执行的部分，应根据部门规章和规范性文件，下达相关行政命令，对执行情况检查、考核，将强制性标准的实施工作制度化、规范化、程序化。同时，国家中医药管理部门应建设规划中医药标准实施体系，并逐步建立中医药标准网络体系，加强中医药标准化专门人才队伍建设，规范中医药标准的培训，促进中医药标准的实施。

（三）地方各级中医药管理部门的任务

地方各级中医药管理部门是地方中医药行政管理部门和地方中医药标准化管理部门，负有贯彻落实上级中医药管理部门有关中医药标准化的政策措施并积极承担中医药标准制定及修改任务，是中医药标准实施中的基础管理部门。除此之外，还应针对结合各个行政区域中医药工作实际情况，根据上级部门制定的中医药标准实施方案，制定适合于当地的中医药标准实施细则，将中医药标准实施工作任务落实到管辖区域，做好本行政区域内中医药标准实施的监管工作，建设管理本地区中医药标准实施体系，加强对本地区机构人员的标准化培训。

（四）中医临床医疗保健服务、科研、教育机构等单位的任务

中医临床医疗保健服务、科研、教育机构是中医药标准的实施者，是中医药标准实施方案及细则的执行者，是中医药标准实施工作的主体。通过它们的行为活动将中医药标准的规范要求和技术要求体现出来，以服务于实践工作。作为中医药标准实施的基层承担者，中医临床医疗保健服务、科研、教育机构等单位在中医药标准的实施工作中要严格按照国家标准化行政主管部门及中医药管理部门的要求，遵照标准实施管理的办法规定，按照中医药标准的规范要求，制定适应本单位实际情况的实施方案，并严格遵循标准程序实施，将中医药标准的各项要求落实。

第二节　中医药标准执行的监管

中医药标准发布以后，对标准的执行情况要加以检查、监管。中医药标准执行情况的监管是中医药标准化能否顺利进行并成功执行的重要环节。中医药标准的监管是中医药标准化过程中中医药标准制定和执行之后不可或缺的部分。对中医药标准执行情况的监管，是保证中医药标准正确执行，对中医药标准制订形成反馈机制为中医药标准进一步完善的重要保障。

一、中医药标准执行监管的重要性

对中医药标准执行情况的监管，是中医药标准执行的重要环节，主要体现在以下几点：

（一）确保中医药标准执行顺利进行

中医药标准的顺利执行，是需要大量投入的工作，要根据中医药标准制订相关的执行方案。其中涉及的人力、物力和财力各项资源缺一不可，根据中医药标准的要求，制订符合相关标准目标、时间、任务的执行计划。在执行标准的过程中，要制订相关制度、规范，相关监管人或机构依据制度和规范逐条、逐项地对中医药标准执行情况加以监管。

（二）体现中医药标准的规范性和严肃性

中医药标准是为了在一定范围内获得中医药行业的最佳秩序，经中医药有关专家协商一致制订并由中医药权威机构批准并发布，为中医药活动或其结果提供规则、指南或特性，供中医药领域人员、机构和企事业单位共同使用和重复使用的一种中医药规范文件。特别是强制性的国家标准、行业标准和地方标准，是具有法律规范约束力的文件，是政府和法律相关机构监督、管理的重要依据。

（三）及时纠正中医药标准执行过程中的偏差

中医药标准执行过程中，可能会出现中医药标准执行的问题和标准本身的问题，对中医药标准执行情况进行监管，可以发现中医药标准执行过程中的问题和标准本身的问题。通过对中医药标准执行情况的监管和检查，可以形成反馈机制，对标准执行过程和标准本身进行及时修正和整改。

（四）对中医药标准本身进行评估

中医药标准执行过程是一个标准自我验证检验实践的过程。对于相关标准的普适性和权威性的验证是在实践过程中总结归纳出来的，中医药标准执行情况监管是发现中医药标准各个环节问题的重要手段，能及时发现标准本身的问题并修正，从而促进中医药标准的逐步完善。

二、中医药标准执行监管体系的构建

一个健全完善的中医药标准监管体系的建立是顺利开展中医药标准执行情况监管不可或缺的重要环节。

（一）构建目标

中医药标准执行监管体系的建设目标是以相关法律法规为框架，中医药标准为基础，针对中医药标准执行全过程进行监督管理，使中医药相关标准达到社会和经济的最佳效益和秩序。

（二）构建实施

利用市场的杠杆功能和诚信原则，打造自发执行中医药标准的整体环境。以主管部门牵头，主管部门下属监管机构、行业协会、企事业单位和消费者共同组成的监管网络。在政府主管部门的统筹和指导下，最大限度激发医疗和企事业机构的能动性和自律性，主动自觉地执行标准。

在国家中医药标准化主管部门直接领导下，在全国范围内组建多个中医药标准执行监管中心，依据不同的中医药标准制订符合相关标准的监管方式方法，对标准执行实施有效监管。中医药标准执行监管体系建设将依据"总体设计、分步执行、重点优先、逐步到位"的原则进行。在上层中心框架下，设立多个分中心，搭建一个中医药标准执行监管网络，依据不同领域标准特点，各个分中心负责相应领域的监管工作，形成战术层、战略层、决策层的工作框架。

构建中医药标准监管体系的过程中，需要具体问题具体分析，针对不同中医药标准制订符合相关标准特点的监管体系，该监管体系既要全面具体，又要有可操作性，能够检查出标准执行过程中产生的问题和标准本身发现的问题。以便于上级主管部门针对这些问题对中医药标准执行情况进行监管和标准本身进行修正。

（三）监管人员培训

中医药标准执行监管体系的运作是需要有相对固定专业人员队伍执行的，其中包括监管体系具体操作人员和相关中医药领域的专业技术人员和专家。监管人员主要负责按照相应的规章制度，操作规范，对中医药标准执行情况进行检查和监管。监管人员除了负责对中医药标准执行情况进行监管，也要对相关标准的宣传培训工作加以支持，为中医药标准的推广起到推动作用。

三、中医药标准监管的形式

按照中医药标准执行的主体分，中医药标准执行监管有以下几种形式。

（一）中医药标准执行者的自我监管

中医药标准执行者的自我监管是指中医药行业各个领域内中医药标准的具体执行者的自我监管，是中医药标准执行者在法律、法规、规范及道德等约束的条件下对自身执行标准情况加以监管。对照相关标准规范进行自我监督。这种监管方式属于一种主动性的活动，除对中医药标准执行者的相关业务知识和业务水平有一定的要求外，对标准执行主体自身来说约束力不强，监管效果往往取决于标准执行者的自觉性与主动性。执行标准的主观意识很重要，很多时候能够直接影响到中医药标准的执行效果。

（二）中医药标准执行相关职能部门的监管

中医药标准执行职能部门的监管是指直接领导和监管中医药标准执行机构或个人的行政职能部门对中医药标准执行情况的检查和管理。职能部门通过对照中医药标准，对中医药标准执行者执行标准的过程进行监管，并对标准执行者的执行情况进行评价，发现并采取各种方式和手段对不符合中医药标准的行为加以纠正。这种被动性的监管方式，具有较强的约束力。但是这种监管方式的效果受到职能部门人员的中医药标准相关知识和水平，以及对涉及具体的标准熟悉程度的影响。通常情况下，就中医药专业知识方面来说，中医药标准执行者与行政主管部门信息难以对称，职能部门的监管人员需要对中医药标准知识进一步培训和学习，即便是这样也很难达到掌握中医药标准中关键知识点的要求，所以职能部门对中医药标准执行者的监管效果有的时候并不理想。

（三）第三方监管

第三方监管是指利益不相关的能够保持中立立场的政府组织或者政府组织授权委托的相关机构进行的监管。该监管方式也是一种被动性的监管方式，属于强制性的，具有较强的约束力，监管效果好，但是监管的成本相对较高。这种监管形式需要成立专门的监管机构，由专职的监管人员，运用专业的监管方法，制订相应的监管制度或办法，严格对照中医药标准，制订相关的程序方式，对中医药标准执行者和中医药标准的执行情况进行监管，是第三方监管模式的主要运行机制。这种监管方式是带有公正性、严肃性的强制性监管，带有鲜明的法律特征，是执行相关中医药标准法律法规的具体体现。这种监管方式投入的人力、物力和财力是决定该监管方式效果的决定因素，监管投入越大，监管的效果相对越明显。

以上三种监管方式，中医药标准执行者的自我监管是基础，是成本最小，收益最大的监管方式，但是监管效果很难保证。相关职能部门监管方式是偶然的、被动的，这种监管方式很难达到中医药标准执行全面监管的要求。第三方监管方式需要投入的成本较高，对中医药标准监管涉及的领域有限，但是相对来说监管效果较好。所以根据具体情况，中医药标准执行情况的监管需要三种方式结合，针对不同类别的中医药标准实行灵活有效的监管方式，以期达到最大经济和社会效益。

四、中医药标准监管的内容范围

（一）依据中医药标准执行方案执行情况的监管

在正式执行中医药标准之前，需要设计一套执行标准的方案和程序，这套程序和方案是否科学合理，是否能够客观反映中医药标准执行过程中的关键环节，是决定中医药标准能否成功执行的必要条件。只有按照一套科学严谨的标准执行方案和程序来执行中医药标准，才能够保障标准的执行项目落到实处。执行方案和程序同时也能够反映出标准的执行阶段，对执行方案各项任务、措施的落实情况反映了中医药标准执行的程度和进度，这些都可作为监管的指标依据。

（二）按照中医药标准的内容执行情况的监管

中医药标准核心内容是反映相关标准的专业知识和理念，在遵照科学合理的执行方案和程序的基础上，把握标准的核心内容是体现该标准执行情况的最重要的部分。对标准内容执行情况的监管是需要成熟的专业知识和技术条件来支撑的，以及大量的人力物力的投入，这部分监管将很大程度上增加标准执行监管的成本。特别是中医药标准相关领域的专家参与是必不可少的。这是中医药标准执行监管的重点，也是监管的难点。

（三）针对中医药标准执行过程和标准本身问题的监管

对中医药标准执行整个过程及标准本身存在的问题进行检验和监管，是将中医药标准化逐步完善的过程。通过全方位的监管过程，可以形成一个标准研发、制订、执行和监督的良性循环反馈机制。从而逐步完善中医药标准化的进程。

五、中医药标准执行监管的方法

中医药标准监管是一项涉及范围广，任务量大的工作，该工作往往涉及全国范围内的中医药行业，有些标准如国家标准，是要在全国范围内执行，而有些标准如行业标准是在行业内执行，还有地方标准是在一定的地区内执行。有些标准是具有法律约束力强制性的，有些标准是建议性的，所以对不同的中医药标准执行有不同的监管方法，往往采用具体问题具体分析的方法进行。

中医药标准执行的监管可采取下列几种方法：

（一）评审评估

评审评估方法是普遍应用于中医药标准执行的监管手段，监管机构和专家根据专业技术知识或者应用仪器设备对标准执行的各项指标进行量化检验，对其执行情况和过程进行监督管理。

（二）问卷调查

问卷调查是一种适用于大范围的调查手段，可以借助现代化信息手段发放电子调查问卷，有目标地定向向中医药标准相关执行者发放。该手段有利于后期数据整理统计，具有应用范围广、简单便捷、效率和投入产出比高等优点。

（三）资料审查

资料审查是中医药标准执行情况调查必不可少的手段，在中医药标准执行过程中产生的海量文字信息是重要的参考材料，甚至于是法律证据，对这些材料信息进行审查可以全方位把握中医药执行过程的情况，包括标准的执行方案程序、执行内容、操作方法等。在审查之前需要有明确的规章规范来限定标准执行主体的材料记录要求并及时上报。

（四）调查走访

中医药标准职能部门定期不定期的调查走访可以对中医药标准执行主体起到鞭策作用，可以对标准执行进度、程序、内容及对标准的培训考核情况加以监管，也可以及时了解中医药标准执行过程中出现的和标准本身存在的问题。

（五）绩效评价

对通过各种手段和方法得到的监管结果加以分析，总结归纳，依据数据结果制订科学量表对中医药标准执行主体进行打分，得出中医药标准执行情况的评估结果，从而总结中医药标准执行主体的标准执行工作情况。评价过程要求公正客观，要采取动态跟踪评价的方法。

中医药标准执行情况监管的各种方法，包括但不仅限于以上几种方法。每种方法都有其优势和不足。在监管方法选择过程中，要应用多种方法相结合的方式进行，在中医药标准执行的不同领域、不同阶段、不同对象采用不同的监管方法，具体问题具体分析。

六、中医药标准执行监管的对象

（一）中医药服务标准执行的监管

中医药服务包括中医医疗、预防、保健、康复服务等直接服务于病人的服务等，对中医药服务标准执行的监管涉及国家中医药行政部门的市场管理和社会管理等方面，对中医药服务标准的监管包括的内容有履行行政许可、整顿市场秩序、规范服务行为、打击非法从业等具体工作。中医药服务从业人员的准入标准也是强制执行的法律依据，中医药相关管理部门必须严格按照相关中医药服务标准进行许可审批，并有下发许可的决定权，同时审批部门有按照相关中医药服务标准对许可被授予机构或人员进行监督管理的义务，并建立严格的工作规程和执法标准体系。对于不需要行政许可的中医药服务标准执行主体，以自愿认证为原则进行标准执行情况的监管，及时反馈信息，引导从业人员、机构进行自愿认证、自愿声明。

（二）中药相关标准执行的监管

对中药相关标准执行的监管对象涉及非直接服务于病人的标准执行主体，对药物的安全、有效成分、药物毒性、重金属含量和农药残留及中药的加工炮制、制备工艺等标准进行标准执行监管。

（三）中医药教育标准执行的监管

对中医药教育标准执行的监管涉及中医药教育机构和人员资格的准入标准执行情况的监管，包括专业系部设置、中医药教育人员资格、培养方案设计、学生考试考核、教育质量管理等诸多方面的标准执行监管。对中医药教育标准执行监管，以政府主导为主要监管模式，由教育行政部门和中医药管理部门落实监管标准的执行。

（四）中医药科研标准执行的监管

对中医药科研标准执行的监管，主要包括对中医药科研机构和科研人员资质资格的标准执行情况监管，对科研机构和人员起到规范管理作用。对科研人员和机构的科研活动中的技术规范、管理流程、财务管理、设备管理和药品管理等是否符合中医药科研标准的规定进行监管，从而保证科研活动的规范性。

第三节　中医药标准的评估

一、标准评估作用与意义

中医药标准评估是中医药标准化建设的一个重要环节，是保障中医药标准化质量监督的基础，贯穿在中医药标准立项、形成、执行等过程的始终。为了加强对中医药标准制定各个环节的监督，充分发挥对中医药标准的指导和反馈作用，必须制定严谨、科学的中医药标准评价方法。通过评价管理，可以实现中医药标准制定和修订过程的调控和管理，为提高中医药标准质量和制定打下良好的基础。

二、中医药标准评价体系建立的原则

（一）系统性原则

中医药标准化建设需通过与中医药医疗、教学、科研、企业等从事教学、科研、临床人员及相关单位财力、物力、信息等因素密切联系与结合，采用系统设计、系统评价，才能够科学、客观、合理评估标准所带来的社会经济效益。

（二）可行性原则

中医药标准中涉及的含义应该清晰明确，容易出现歧义及误解的指标尽量避免。指标之间不要出现交叉、重复及冗余，便于理解和掌握，提高标准化评估的可操作性。相关指标数据应来源于中医药工作实践，同时充分参考行业相关内容及国际标准化水平，主要指标尽量步调一致。

（三）创新性原则

以中医药理论为指导，结合先进的科学技术方法，充分借助现代计算机技术、电子信息技术和大数据技术，推动中医药标准化规则的制定、创新发展，助力中医药发展规范化、标准化，构建现代中医药标准化体系，促进中医药研究创新及成果转化，保护中医药标准化知识产权。

（四）定性与定量的原则

中医药学由于本身学科的特性，许多指标存在较多的难以量化的内容，中医药标准难以单纯以定性或定量进行测评。需要按照定量与定性相结合的原则，客观、完整和系统地对中医药标准进行评价。

（五）全面性与独立性相结合的原则

应全面、综合对中医药标准进行评价，避免片面进行评价。否则会影响评价的合理性和准确性。因此，对中医药标准评价应注意全面性与独立性相结合。

三、国内外标准评估方法和情况简介

（一）专家评价法

专家评价法是较为广泛运用的一种评价方法，以专家主观判断为基础，以评分、序数、评语等对标准化进行总的评价，具有定量和定性的特点。常常依据拟评价标准的情况决定评价指标，对指标定出一定评价等级，按照等级的标准赋予一定分值，以此为基准，由专家对评价标准进行分析和评价，确定各指标的分值，采用加法、乘法或加乘评分法求出评价对象的总分，从而得到评价结果。

专家评价的准确程度，与专家学术水平、知识广度和深度、阅历及专家与所评标准涉及的利害关系均有关。专家评价法简单易行，但主观性较强，难以保证评价结果的准确性、客观性和公平性。

（二）数理统计分析法

数学已经广泛运用到所有科技领域，计算技术发展形成数量研究方法，成为自然科学和社会科学研究中不可缺少的研究法。运用数学思维方式，根据标准相关指标，提取数据建立数学模型，运用主成分、聚类、因子分析等对标准进行数理统计和分析，形成定量结论。数理统计分析方法是目前广泛使用的现代科学方法，是一种比较科学、精确和客观的测评方法。根据具体情况，较多选用指标评分法和图表测评法。本方法存在不能反映评价指标真实性重要性程度、进行评价时需要各因素的具体数值的问题。

（三）层次分析法

为能整体上评估指标，必须综合考虑评估指标涉及的有关元素，将指标涉及的总的有关元素分解为多个目标、准则、方案等，通过定性、定量指标模糊量化方法算出层次单排序和总排序，构建出层次结构模型，然后通过两两比较因素之间的相对重要性，构建矩阵。通过对矩阵的运算，将复杂决策的过程量化。使原本杂乱的因素逐层分类整理，以作为目标、多方案优化决策的系统方法。是对复杂的指标的本质、影响元素及内在联系等进行深入分析的基础上，利用较少的定量信息使决策的思维过程数学化，从而为多目标、多准则或无结构特性的复杂决策问题提供简便的决策方法。

层次分析法主要的分析步骤为：首先分析确定指标中各个元素，确定层次中最重要的元素，以此为依据，分析下一层的因素，构造出两两比较的判断矩阵，以此类推；其次依据步骤1中构建的判断矩阵，分析其相对权重，并对其一致性进行检验。再次，从最下层对最上层进行总排序权重，其计算是根据总排序一致性比率进行的检验。若通过，则说明可以按照此层次法进行分析决策，否则就需要重新构造成对比较矩阵。以此类推，最终得到一个合适的结果。最后，得到总目标的总排序，见图10-1。

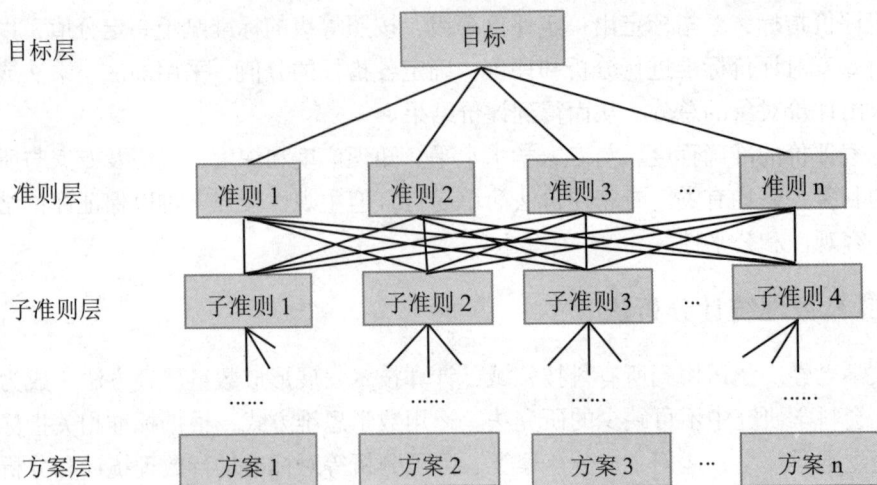

图 10-1 层次分析法

（四）模糊综合评价法

模糊综合评价法就是运用模糊关系原理，将模糊的多种因素制约的事物或对象因素定量化，即把定性评价转化为定量评价，多方面对被评价对象隶属等级状况进行综合评价。基于模糊综合评价法，建立中医药标准的多目标决策优选模型，可分析计算优选最佳方案。它具有较为客观性、准确性、实用性、系统性强地反映所评价的标准的特点，能较好地解决中医药某些模糊的、难以量化的问题。

四、中医药标准评估内容

中医药标准化建设对规范中医药诊疗、中医药产品等规范化，获得贴近中医药临床实际需求的最优化、简捷、方便、统一、协调的方案，促进中医药知识与经验、产品等传播、传承与创新，更有效地指导中医药临床实践，规范诊疗行为，服务人类健康具有重要意义。围绕以下内容进行评估：

（一）中医药标准研制与推广应用对我国传统医学的继承与创新影响

中医药是中华民族在长期与疾病斗争中的丰富经验积累，形成了具有完整的理论体系、独特的诊疗技术和方法，具有确切的疗效，至今仍保持着强大的生命力。在非典型性肺炎、H1N1、H7N9 流感、新型冠状病毒性肺炎等重大突发疫情应急防治中，中医药发挥了独特作用。屠呦呦因从传统中药中筛选出青蒿素，挽救了无数恶性疟疾患者的生命而获得诺贝尔奖，充分体现了中医药对人类的巨大贡献。把中医药传承与创新放在重要的位置，传承精华，守正创新，建立符合中医药传承与创新特点的中医药标准，坚定不移地坚持中医药特色，发挥特色优势与强化继承创新为主线，提高中医药防病治病能力和学科建设水平，广泛开展中医药基础和临床研究，提升中医药综合学术水平和国际影响力，才能真正激活中医药事业发展。

（二）中医药标准研制与推广应用对社会民生的影响

中医药的特色优势是中医药的生命力，在面对老龄化社会及重大突发疫情应急中，其服务方式、综合诊疗水平、临床疗效、用药安全、服务费用等方面具有较强优势。中医药"治未病"的核心理念，中医药预防保健服务理念，发挥中医药在养生、康复等领域的特色优势，帮助人们主动驾驭健康，防范疾病；满足广大群众不同内容、层次、阶段的中医药服务需求，形成符合中医药自身规律的健康服务产业链。推动医院加强内部管理，培养具有较强创新能力和科研精神的中医药骨干人才，建立和谐的医患关系。根据中医药学科特色开展中医药科研，促进与不同学科之间的协同发展，不断提高中医药人员的临床水平和临床创新能力。加快中药企业产业调整和产业升级，提升中药企业竞争力。

（三）中医药标准开发与推广应用对经济效益的影响

医疗质量、中医药产品是中医医院、中医药相关企业得以生存和发展的基础保证。中医药标准的建立影响医疗质量、中医药产品质量，对中医医院、中医药企业的经济效益及长期的可持续的发展具有重要作用，可以指导中医医院、企业管理，使管理更加正规、系统和科学，对提高劳动生产率，降低成本也有重要意义。

（四）中医药标准对中医药行业技术进步的影响及作用

中医药标准的建立，对创新符合中医药特点的中医理论研究方法及常见病、疑难重病临床疗效、关键技术突破性进展，形成高水平的标志性成果具有重要促进作用。对建立药物筛选、药效评价和质量标准等研究体系，提高中医药自主创新能力起到支撑作用。中医药标准是中医药科研和成果转化的基础，是提高中医药科研和成果转化的工具，中医药标准化可使中医药科技成果增值，使中医药贡献作用增倍，提高中医药临床、科技工作者综合素质，加速成果扩散，带动科技进步。

（五）中医药标准的推广应用对促进我国拥有自主知识产权的技术发展作用

知识产权是提升国际竞争力的核心要素，中医药已受到全世界的青睐，是我国发展的重要战略性资源之一。中医药具有广泛的应用范围，积累和沉淀了许多技术成果和智慧财产。中医药保护制度不完善及保护意识薄弱，大量中医药成果流失。从中医药自身发展规律出发，在充分利用现行知识产权制度基础上，构建中医药知识产权保护制度及保护策略，必然功在当代，利在千秋。在对中医药标准评估时，要充分考虑中医药的知识产权，需要建立一套完整的保护体系，确实保证我国对中医药优势地位的知识产权得到应有的充分有效保护。既能够保护中医药知识产权，又能不断促进中医药现代化。同时重视中医药国际市场，切实加强中医药国外市场自主知识产权保护。

（六）中医药标准的应用对生态资源的影响

中医药诊疗手段、器具、药物等大都来源于自然，特别是中药主要来源于自然生长的动植物，中药工业严格依赖于中药资源，中药资源开发利用与环境生态密切相关。中药产品开发逐渐加大，中药材资源的需求逐渐增加，受自然环境、植被保护、生态环境、不合理的开发利用等影响，天然药材资源持续下降，名贵中药资源逐渐萎缩或面临着灭绝。实现中药资源可持续利用、经济与生态协调发展具有重要意义。中药材资源是中医药事业及中医临床的物质基础，中医药标准的建立，必须能有效保证中药资源的有效利用、综合开发，保证中药资源的可持续发展。

（七）其他

中医药标准评价需要密切结合中医药行业实际，既需要基础研究与临床研究的协调，又需要与其他相关行业标准的统一协调，国际标准与国家标准的统一协调，同时与卫生统计、行政管理、医疗保险机构、医学研究等的相关标准协调。

总之，中医药标准化目的是建立最佳秩序的中医药产业，提高中医药防治疾病能力和提升产品竞争力，追求最大的社会效益、经济效益和生态效益，建立科学的标准管理体系和完善的运行机制，推动中医药向现代化和科学化迈进，提高中医药的国际竞争力。

第四节　中医药标准的信息化管理与咨询服务

一、中医药标准的信息化管理与咨询服务概述

（一）中医药标准的信息化管理与咨询服务的概念

中医药标准的信息化管理与咨询服务，包括管理和咨询两方面的内容。信息化管理，是指借助计算机，应用现代信息和通信技术手段将中医药标准信息数字化实现中医药标准信息采集、存储、检索、利用，以实现计算机读取、识别、分析、利用的中医药标准信息管理。中医药标准的信息化咨询服务，是指在中医药标准的信息化管理基础上提供的各种信息咨询服务。中医药标准的信息化管理与服务，有利于深度了解和掌握中医药标准的情况，促进中医药领域的标准信息共享、交流、推广与实施。

（二）机构设置

中医药标准的信息化管理与咨询服务除了中医药标准作为服务基础外，首先要设置由政府行政部门主导的以中医药标准信息化管理与咨询服务为核心任务的相关机构，即中医药标准信息化管理与咨询服务中心。该机构负责中医药标准信息化管理和咨询服务。必要时该机构可设置服务中心总部和分中心，从上至下执行统一的管理制度、技术

手段和服务规范。

（三）信息化管理

中医药标准的信息化管理是标准咨询服务的前提。中医药标准信息化管理与咨询服务中心负责将中医药标准信息应用现代信息技术手段将纸质、胶片、磁带等非数字化的中医药标准信息数字化，统一数据格式，用数字化的中医药标准信息建立数据库、知识库，在此基础上开发出中医药标准信息化管理与咨询服务系统。

（四）中医药标准的信息化咨询服务

中医药标准信息化管理与咨询服务中心利用中医药标准信息化管理与咨询服务系统的数据库和知识库中中医药标准信息开展咨询服务。咨询服务对象包括政府中医药主管部门、中医药科研机构、中医药高等学校、涉及中医药服务的医院和诊所、中医药生产企业等机构的用户。

二、中医药标准的信息化管理

中医药标准的信息化管理，是借助现代计算机技术以中医药标准信息为资源建立数据库，再以中医药标准信息数据库为基础利用计算机通信网络搭建中医药标准信息管理与咨询服务系统，从而实现中医药标准信息资源的数字化管理。

（一）中医药标准信息资源的数字化概述

中医药标准信息资源的数字化，是指借助现代信息技术将非数字化的中医药标准信息转换成计算机可读取、识别、存储、利用、传递的数字化资源。也就是将纸质、胶片、磁带等介质的中医药标准信息资源数字化的过程。所以中医药标准的信息化管理，就是借助计算机将中医药标准信息应用现代化信息技术手段实现数字化，从而对中医药标准信息进行采集、利用、融合、储存、交换、管理与控制的过程。中医药标准信息资源的数字化、中医药标准信息数据库和知识库的建立及中医药标准信息管理与咨询服务系统的建立都是为中医药标准信息管理与咨询服务打下坚实的基础。

（二）建立中医药标准信息数据库或知识库

建立中医药标准信息数据库过程中，应首先就目前中医药标准类别为基础，搭建起最初的数据库框架，容纳现有标准类别，保持数据库开源模式，为后续新增中医药标准类别留有扩充端口的可能。中医药标准信息数据库框架搭建可以依据现有中医药标准分类：包括中医药名词术语标准、中医证型标准、中医药计量标准、中医药信息标准、中医药翻译标准等基础标准；包括中医医疗技术标准、中医药科学研究技术标准、中医药教育教学技术标准、中医药仪器设备标准等中医药技术标准；以及中医药管理标准、中医药管理和技术岗位标准、中医药国际标准等类别。外文版中医药标准信息数据库或知识库，可包括上述各类中医药标准信息数据库或知识库的内容，语种应首选英文。

建立中医药标准信息数据库或知识库，对中医药标准的信息化管理至关重要。因为没有中医药标准信息数据库或知识库的存在，中医药标准的信息化管理也就无从谈起。因此，必须对中医药标准信息数据库或知识库的建立给予足够的重视。建立、维护和更新中医药标准信息数据库或知识库，将是中医药标准信息化管理与咨询服务中心的长期工作。

中医药标准数据库或知识库是中医药标准信息数字化的结果，是中医药标准信息咨询服务的基础，搭建一个完善的中医药标准数据库或知识库是中医药标准信息数字化与咨询服务的核心内容。搭建数据库过程中要充分考虑到中医药标准信息数据的特点，根据需求分析提出的要求设计数据库，明确应用系统的框架结构和基本功能。

建立中医药标准信息数据库或知识库主要有以下几个阶段：

1. 规划阶段　中医药标准信息数据库建设的规划任务是分析中医药标准信息数据库开发的必要性和可行性。在广泛收集中医药标准信息资料的基础上，分析中医药标准信息数据库与其他数据库之间的联系与差异，对中医药标准信息数据库的规模、地位和作用进行全面的分析和论证；明确中医药标准信息数据库的基本功能，划分中医药标准信息数据库支持的范围，分析中医药标准信息数据来源、采集方式和采集范围，研究中医药标准信息数据结构的特点，包括中医药标准信息数据的规模、存储模式和业务范围。规划人力资源调配，要把握两方面的人员情况，一是数据库开发维护人员的技术水平情况，二是数据库使用者的业务水平情况。对于设备配置需要满足中医药标准信息数据库的时间、空间要求，综合评定各方面的配置要求。要全面考虑到中医药标准信息数据库的开发、运行和维护成本。尽可能详细具体地编写中医药标准信息数据库可行性分析报告和数据库规划书。同时中医药标准信息数据库还要兼顾中医药标准信息数据的安全性、完整性、一致性、可操作性和可恢复性。

2. 需求分析阶段　分析中医药标准信息数据库使用用户及其提出的数据库功能要求，根据预期达到的功能做出合理的设计。需求分析阶段就是用数据库等计算机语言表述欲实现的功能。需求分析的过程包括需求信息的收集，主要是对业务部门信息流的解释和转化过程，明确数据的走向；用流程图的方式将信息流展示出来；在解释需求分析过程中，每一个步骤都要经过仔细地检查，以达到每一个步骤的可操作性。这个过程要有第三方的专家参与其中，以保障检查的客观性和质量。以上步骤反复修改从而达到相对最佳状态。

3. 概念设计阶段　根据对中医药标准信息数据库需求分析得出的结果进行概念模型设计，通过数据库概念模型设计将需求分析结果进行总结、抽取并描述。概念模型只反映中医药标准信息数据库的概念结构而不需要依赖且不限定于任何具体的计算机系统。

4. 逻辑设计阶段　是将上面概念模型步骤得出的结果转化成为数据库管理系统支持的数据模型。逻辑设计过程是将需求分析、限制条件、概念设计过程产生的模型汇总来设计最终模式，根据最终模式和应用需求，构建系统框架，确定系统逻辑接口，进一步确定诸如中医药标准信息数据库容量、应用处理频率、操作顺序、响应速度等物理设计所需的主要数据。

5. 物理设计阶段　物理设计的任务是在逻辑数据模型的基础上，为应用系统选取一个最合适的物理结构，包括物理数据库结构、存储记录格式、存储记录位置分配及访问方法等。物理设计的过程要考虑到中医药标准信息数据存储记录结构特点，存储空间分配以存取频率高的数据存储在快速设备上，存取频率低的数据存储在慢速设备上。关联关系较多的数据存储在相同的设备上，存储空间尽量安排在相邻的存储空间。存储结构和检索机制限定了存储记录和检索记录的访问路径。在物理设计过程中要对中医药标准信息数据库系统的运行时间、空间、效率和经济等指标进行综合评价。

6. 系统编码及调试阶段　系统编码及调试是建立中医药标准信息数据库并编制系统应用程序代码并进行初步调试的过程。初步调试后进行联合调试。然后执行系统的试运行。系统调试的过程是根据以上各项设计结果建立数据库结构，导入中医药标准信息样本数据，开始调试运行数据库，在试运行的过程中对系统调试并测试。系统运行平稳后导入中医药标准信息正式数据，同时制订中医药标准信息数据库系统的维护制度规范。

7. 系统运行及维护阶段　在中医药标准信息数据库系统正式运行过程中，需要不断地对其进行测评、调试与维护。主要是对中医药标准信息数据库性能监测、分析和完善。在此过程中不断完善中医药标准信息数据库的安全性和完整性。中医药标准信息数据库必须能够实现数据实时备份，达到故障发生后可以应用最新备份数据予以恢复。在系统运行过程中运用中医药标准信息数据库管理系统对系统实时监察和分析。要保证系统的开源性以适时增加新的模块以适应系统用户的需求。

（三）中医药标准信息化管理与咨询服务网络系统的建立

在中医药标准信息数据库的基础上建立中医药标准信息化管理与咨询服务网络系统，是以因特网和交互式网络技术为基础的平台。该平台系统由硬件、软件、系统维护人员和系统安全等方面构成。该平台系统中医药标准信息数据库是核心，信息管理与咨询服务是其主要目标和功能体现。

1. 中医药标准信息化管理与咨询服务网络系统的功能

以下子系统实现中医药标准信息化管理与咨询服务网络系统的各项功能：

（1）中医药标准数字采集系统　该子系统实现中医药标准数据的采集、非数字化形式（如纸质、胶片、磁带等）标准信息数字化、中医药标准信息数据库元数据框架搭建等工作。

（2）中医药标准数据加工系统　该子系统实现中医药标准数据格式转换，完成分类和标引等工作。

（3）中医药标准数据发布与检索系统　该子系统完成中医药标准数据的检索服务功能，实现中医药标准数据的推送式服务、内容发布、全文传递等任务。

（4）中医药标准系统维护管理系统　完成服务对象的权限管理、标准数据维护、数据汇总和计费等功能。

（5）中医药标准数据咨询系统　包括问答、电子邮件、聊天软件、多媒体设备、电子公告板等咨询形式。

2. 中医药标准信息化管理与咨询服务网络系统的硬件系统

硬件系统主要由中心机房、网络设备、服务器与存储设备、工作站等构成。要符合实用性、可靠性、安全性、稳定性与可扩展性等基本原则。

（1）中心机房配置　中心机房是中医药标准信息数据交换、处理及存储中心。该机房的构建原则应遵循相应的国家标准和行业标准，保证周边环境的安全性，如防火、防水、防盗等安全要求。保证机房符合设备要求的恒温恒湿环境。配备备用供电设备，保证机房设备的正常不间断运行。

（2）网络设备配置　是中医药标准信息数据通信的基础设施，该设备配置需要符合网络通信的国家和行业标准，遵循互联网传输协议相关的端口要求。

（3）服务器与存储设备配置　该设备是中医药标准数据的存储主要区域，要具有高性能计算能力的服务器，要具有高度的灵活性、可靠性、安全性和可维护性，有足够的存储空间，有高效的数据备份和恢复能力。

3. 中医药标准信息化管理与咨询服务网络的软件系统

软件系统的设计，要充分考虑到数字化信息资源、分布式管理和智能化服务三个基本要素。

（1）中医药标准信息数字化资源　中医药标准信息数据服务网络系统的核心资源，软件系统要能够将非数字化的中医药标准信息数据数字化，使其转化成计算机可读取、存储、传输和利用的中医药标准信息数据资源。

（2）智能化的知识信息服务　软件系统力求用户界面友好，简便实用，应用计算机算法将检索过程智能化，实现系统服务模式个性化、主动化和多样化。

总之，通过中医药标准信息化管理与咨询服务网络系统的使用，能够实现中医药标准信息的数字加工和采集、数据库或知识库的发布与检索、存取的网络化和管理的分布化，同时还能实现中医药标准信息的网上检索、查询等服务。

（四）中医药标准信息化管理与咨询服务网络系统的运行

中医药标准信息化管理与咨询服务网络系统的运行，需要系统管理人员对整个系统的软件硬件安装与调试，同时对系统进行维护。制订一系列系统运行的规章制度，包括中心机房值班制度、软硬件操作规程、数据备份制度、运行日志制度、安全用电及消防制度等。

（五）中医药标准信息化管理与咨询服务网络系统的维护

中医药标准信息化管理与咨询服务网络系统的维护，是由系统管理人员对网络系统的硬件、软件的维护，其中包括硬件安全，软件的更新升级、病毒防护及数据库的数据更新。网络系统维护需要制定一系列的规章制度和操作步骤，如系统软件维护的记录、硬件的更新检修、病毒查杀日志等规章制度。

（六）中医药标准信息化管理与咨询服务中心网站

中医药标准信息化管理与咨询服务中心的网站，由中医药标准信息化管理与咨询服务中心负责研制开发并维护，该网站是中医药标准信息化管理与咨询服务中心的窗口和门户。设计过程中要综合考虑网站的功能、结构、布局、内容等关键方面，能够充分体现中医药标准信息的专业特点，同时又要考虑到界面友好等设计理念。

网站主页设计要简洁明快、栏目清晰、分类合理、网站链接层级简单易用，在整体设计风格上既要体现中医药标准信息的专业特色，也要考虑到网页浏览活泼有趣。突出重点信息，能够有效地抓住用户使用中医药标准信息的心理，从而实现为中医药标准信息用户提供咨询服务的目的。网页功能需要实现可操作性和易操作性，方便用户实现浏览、保存、打印等功能。相关国内外的中医药标准的专业组织机构链接可以作为友情链接植入到网站首页。

三、中医药标准的信息化咨询服务

中医药标准的信息化咨询服务是为促进各项中医药标准在中医药相关领域的普及与实施服务的。

（一）中医药标准的信息化咨询服务方案

在中医药标准的信息化咨询服务工作正式启动之前，有必要对中医药标准的信息化咨询服务系统平台的各方面进行测试并试运行，试运行过程中要明确服务的职能、权利和义务；建立服务的各项规章制度；建立服务的信息反馈机制；确定服务的业务范围；制订服务的业务流程；确定服务内容、对象及方式等内容。

（二）中医药标准的信息化咨询服务对象

中医药标准的信息化咨询服务对象是指对中医药标准信息有工作需要或者是感兴趣的用户，包括国家中医药行政管理决策者、科学研究人员、教育教学人员、医院临床工作者和中医药企业人员等。

（三）中医药标准的信息化咨询服务内容

中医药标准信息化管理与咨询服务中心服务内容主要包括中医药标准相关的所有信息咨询服务，包括但不限于中医药标准制订推行机构，国内和国际中医药标准制订与出台信息，中医药标准执行情况和典型案例，中医药标准的颁布、修订和废止，中医药标准普及与推广讲座，中医药标准专家论坛，中医药标准学术交流，中医药政策与法规介绍及专题检索，中医药标准分类及专题检索等信息咨询服务。

（四）中医药标准的信息化咨询服务方式

根据不同咨询服务需求，中医药标准信息化管理与咨询服务中心可提供有文书证明的和没有文书证明的咨询服务方式。

1. 有文书证明的中医药标准的信息化咨询服务　由国家中医药标准相关行政部门认证批准的咨询中心提供，根据相关的中医药标准咨询服务内容，按照约定格式进行检索报告打印，并加盖相应服务中心公章提供给咨询服务对象。

2. 没有文书证明的中医药标准的信息化咨询服务　没有文书证明的中医药标准的信息化咨询服务，由具有登录权限的用户登录咨询服务中心网站，对中医药标准信息自行检索、查询，将查询结果以固定格式导出、保存和打印等操作。

附　录

（收录标准截至 2020 年 6 月 30 日）

附录 A　已发布的中医药国内标准 ▷▷▷▷

A.1　中医药基础标准类

A.1.1　标准化通则类

[1] GB/T 33416–2016 针灸技术操作规范编写通则（国家标准 2016–12–30 发布）

[2] T/CACM 1021.1–2016 中药材商品规格等级标准编制通则（中华中医药学会团体标准 2016–03–01 发布）

[3] T/CACM 001–2016 道地药材标准编制通则（中华中医药学会团体标准 2016–03–01 发布）

[4] T/CACM 1032–2017 循证中医药临床实践指南制定的技术流程和规范（中华中医药学会团体标准 2017–02–27 发布）

[5] T/CIATCM058–2019 中医药信息标准编制通则（中国中医药信息学会团体标准 2019–12–10 发布）

A.1.2　名词术语类

[1] GB/T 16751.1–1997 中医临床诊疗术语疾病部分（国家标准 1997–03–04 发布，2005 年修订）

[2] GB/T 16751.2–1997 中医临床诊疗术语症候部分（国家标准 1997–03–04 发布，2018 年修订）

[3] GB/T 16751.3–1997 中医临床诊疗术语 治法部分（国家标准 1997–03–04 发布，2006 年修订）

[4] GB/T 20348-2006 中医基础理论术语（国家标准 2006-05-25 发布）

[5] GB/T 12346-2006 腧穴名称与定位（国家标准 2006-09-18 发布）

[6] GB/T 13734-2008 耳穴名称与定位（国家标准 2008-04-23 发布）

[7] GB/T 30232-2013 针灸学通用术语（国家标准 2013-12-31 发布）

[8] SB/T 11038-2013 中药材流通追溯体系专用术语规范（中华人民共和国国内贸易行业标准 2013-12-04 发布）

[9] T/CIATCM 001-2019 中医药信息化常用术语（中国中医药信息学会团体标准 2019-03-20 发布）

[10] T/CIATCM 021-2019 中医病证术语属性描述基本模型（中国中医药信息学会团体标准 2019-03-20 发布）

A.1.3 分类与代码类

[1] GB/T 15657-1995 中医病证分类与代码（国家标准 1995-07-25 发布，2005 年修订）

[2] GB/T 7635.1-2002 全国主要产品分类与代码第 1 部分：可运输产品中药部分（国家标准 2002-08-09 发布）

[3] GB/T 31773-2015 中药方剂编码规则及编码（国家标准 2015-05-29 发布）

[4] GB/T 31774-2015 中药编码规则及编码（国家标准 2015-05-29 发布）

[5] GB/T 31775-2015 中药在供应链管理中的编码与表示（国家标准 2015-05-29 发布）

[6] GB/T 38327-2019 健康信息学中医药数据集分类（国家标准 2019-12-10 发布）

[7] T/CIATCM 008—2019 中医药卫生经济信息标准体系表（中国中医药信息学会团体标准 2019-03-20 发布）

[8] T/CIATCM 010-2019 中医舌象诊断信息分类与代码（中国中医药信息学会团体标准 2019-3-20 发布）

[9] T/CIATCM 011-2019 中医脉象诊断信息分类与代码（中国中医药信息学会团体标准 2019-3-20 发布）

[10] T/CIATCM 020-2019 中医临床基本症状信息分类与代码（中国中医药信息学会团体标准 2019-3-20 发布）

[11] T/CIATCM 022-2019 中医特色治疗项目信息分类与代码（中国中医药信息学会团体标准 2019-3-20 发布）

[12] T/CIATCM 024-2019 临床中药基本信息分类与代码（中国中医药信息学会团体标准 2019-3-20 发布）

A.1.4 计量单位类

未检索到已发布的标准。

A.1.5 图标模型类

[1] GB/T 22163–2008 腧穴定位图（国家标准 2008–07–02 发布）

[2] SB/T 11039–2013 中药材追溯通用标识规范（中华人民共和国国内贸易行业标准 2013–12–04 发布）

A.1.6 语言翻译类

未检索到已发布的标准。

A.1.7 其他基础类

[1] GB/T38324–2019 健康信息学中医药学语言系统语义网络框架（国家标准 2019–12–10 发布）

[2] T/CIATCM037—2019 中医医疗信息标准特征性描述框架（中国中医药信息学会团体标准 2019–03–20 发布）

A.2　中医药技术标准类

A.2.1 共性技术类

未检索到已发布的标准。

A.2.2 中医技术类

A.2.2.1 中医共性技术类
未检索到已发布的标准。

A.2.2.2 中医临床诊疗技术类
A.2.2.2.1 中医内科常见病诊疗指南

[1] ZYYXH/T 4–2008 中医内科常见病诊疗指南 中医病证部分 咳嗽（中医药行业标准 2008–07–22 发布）

[2] ZYYXH/T 5–2008 中医内科常见病诊疗指南 中医病证部分 哮病（中医药行业标准 2008–07–22 发布）

[3] ZYYXH/T 6–2008 中医内科常见病诊疗指南 中医病证部分 喘病（中医药行业标准 2008–07–22 发布）

[4] ZYYXH/T 7–2008 中医内科常见病诊疗指南 中医病证部分 肺胀（中医药行业标准 2008–07–22 发布）

[5] ZYYXH/T 8–2008 中医内科常见病诊疗指南 中医病证部分 肺痨（中医药行业标准 2008–07–22 发布）

[6] ZYYXH/T 9–2008 中医内科常见病诊疗指南 中医病证部分 肺痈（中医药行业标

准 2008–07–22 发布）

[7] ZYYXH/T 10–2008 中医内科常见病诊疗指南 中医病证部分 肺痿（中医药行业标准 2008–07–22 发布）

[8] ZYYXH/T 11–2008 中医内科常见病诊疗指南 中医病证部分 外感发热（中医药行业标准 2008–07–22 发布）

[9] ZYYXH/T 12–2008 中医内科常见病诊疗指南 中医病证部分 感冒（中医药行业标准 2008–07–22 发布）

[10] ZYYXH/T 13–2008 中医内科常见病诊疗指南 中医病证部分 风温（中医药行业标准 2008–07–22 发布）

[11] ZYYXH/T 14–2008 中医内科常见病诊疗指南 中医病证部分 湿温（中医药行业标准 2008–07–22 发布）

[12] ZYYXH/T 15–2008 中医内科常见病诊疗指南 中医病证部分 暑温（中医药行业标准 2008–07–22 发布）

[13] ZYYXH/T 16–2008 中医内科常见病诊疗指南 中医病证部分 霍乱（中医药行业标准 2008–07–22 发布）

[14] ZYYXH/T 17–2008 中医内科常见病诊疗指南 中医病证部分 胸痹心痛（中医药行业标准 2008–07–22 发布）

[15] ZYYXH/T 18–2008 中医内科常见病诊疗指南 中医病证部分 眩晕（中医药行业标准 2008–07–22 发布）

[16] ZYYXH/T 19–2008 中医内科常见病诊疗指南 中医病证部分 心悸（中医药行业标准 2008–07–22 发布）

[17] ZYYXH/T 20–2008 中医内科常见病诊疗指南 中医病证部分 不寐（中医药行业标准 2008–07–22 发布）

[18] ZYYXH/T 21–2008 中医内科常见病诊疗指南 中医病证部分 健忘（中医药行业标准 2008–07–22 发布）

[19] ZYYXH/T 22–2008 中医内科常见病诊疗指南 中医病证部分 中风（中医药行业标准 2008–07–22 发布）

[20] ZYYXH/T 23–2008 中医内科常见病诊疗指南 中医病证部分 噎膈（中医药行业标准 2008–07–22 发布）

[21] ZYYXH/T 24–2008 中医内科常见病诊疗指南 中医病证部分 呕血与便血（中医药行业标准 2008–07–22 发布）

[22] ZYYXH/T 25–2008 中医内科常见病诊疗指南 中医病证部分 呕吐（中医药行业标准 2008–07–22 发布）

[23] ZYYXH/T 26–2008 中医内科常见病诊疗指南 中医病证部分 胃脘痛（中医药行业标准 2008–07–22 发布）

[24] ZYYXH/T 27–2008 中医内科常见病诊疗指南 中医病证部分 痞满（中医药行业标准 2008–07–22 发布）

[25] ZYYXH/T 28–2008 中医内科常见病诊疗指南 中医病证部分 腹痛（中医药行业标准 2008–07–22 发布）

[26] ZYYXH/T 29–2008   中医内科常见病诊疗指南 中医病证部分 泄泻（中医药行业标准 2008–07–22 发布）

[27] ZYYXH/T 30–2008 中医内科常见病诊疗指南 中医病证部分 便秘（中医药行业标准 2008–07–22 发布）

[28] ZYYXH/T 31–2008 中医内科常见病诊疗指南 中医病证部分 胁痛（中医药行业标准 2008–07–22 发布）

[29] ZYYXH/T 32–2008 中医内科常见病诊疗指南 中医病证部分 黄疸（中医药行业标准 2008–07–22 发布）

[30] ZYYXH/T 33–2008 中医内科常见病诊疗指南 中医病证部分 鼓胀（中医药行业标准 2008–07–22 发布）

[31] ZYYXH/T 34–2008 中医内科常见病诊疗指南 中医病证部分 积聚（中医药行业标准 2008–07–22 发布）

[32] ZYYXH/T 35–2008 中医内科常见病诊疗指南 中医病证部分 关格（中医药行业标准 2008–07–22 发布）

[33] ZYYXH/T 36–2008 中医内科常见病诊疗指南 中医病证部分 水肿（中医药行业标准 2008–07–22 发布）

[34] ZYYXH/T 37–2008 中医内科常见病诊疗指南 中医病证部分 癃闭（中医药行业标准 2008–07–22 发布）

[35] ZYYXH/T 38–2008 中医内科常见病诊疗指南 中医病证部分 淋证（中医药行业标准 2008–07–22 发布）

[36] ZYYXH/T 39–2008 中医内科常见病诊疗指南 中医病证部分 内伤发热（中医药行业标准 2008–07–22 发布）

[37] ZYYXH/T 40–2008 中医内科常见病诊疗指南 中医病证部分 汗证（中医药行业标准 2008–07–22 发布）

[38] ZYYXH/T 41–2008 中医内科常见病诊疗指南 中医病证部分 消渴（中医药行业标准 2008–07–22 发布）

[39] ZYYXH/T 42–2008 中医内科常见病诊疗指南 中医病证部分 瘿病（中医药行业标准 2008–07–22 发布）

[40] ZYYXH/T 43–2008 中医内科常见病诊疗指南 中医病证部分 头痛（中医药行业标准 2008–07–22 发布）

[41] ZYYXH/T 44–2008 中医内科常见病诊疗指南 中医病证部分 痹证（中医药行业标准 2008–07–22 发布）

[42] ZYYXH/T 45–2008 中医内科常见病诊疗指南 中医病证部分 腰痛（中医药行业标准 2008–07–22 发布）

[43] ZYYXH/T 46–2008 中医内科常见病诊疗指南 中医病证部分 痉病（中医药行业

标准 2008–07–22 发布）

[44] ZYYXH/T 47–2008 中医内科常见病诊疗指南 中医病证部分 颤病（中医药行业标准 2008–07–22 发布）

[45] ZYYXH/T 48–2008 中医内科常见病诊疗指南 中医病证部分 痿病（中医药行业标准 2008–07–22 发布）

[46] ZYYXH/T 49–2008 中医内科常见病诊疗指南 中医病证部分 郁病（中医药行业标准 2008–07–22 发布）

A.2.2.2.2 中医内科常见病诊疗指南：西医疾病部分

[1] ZYYXH/T 50–2008 中医内科常见病诊疗指南：西医疾病部分 流行性感冒（中医药行业标准 2008–07–22 发布）

[2] ZYYXH/T 51–2008 中医内科常见病诊疗指南：西医疾病部分 流行性脑脊髓膜炎（中医药行业标准 2008–07–22 发布）

[3] ZYYXH/T 52–2008 中医内科常见病诊疗指南：西医疾病部分 流行性乙型脑炎（中医药行业标准 2008–07–22 发布）

[4] ZYYXH/T 53–2008 中医内科常见病诊疗指南：西医疾病部分 疟疾（中医药行业标准 2008–07–22 发布）

[5] ZYYXH/T 54–2008 中医内科常见病诊疗指南：西医疾病部分 血吸虫病（中医药行业标准 2008–07–22 发布）

[6] ZYYXH/T 55–2008 中医内科常见病诊疗指南：西医疾病部分 伤寒（中医药行业标准 2008–07–22 发布）

[7] ZYYXH/T 56–2008 中医内科常见病诊疗指南：西医疾病部分 细菌性痢疾（中医药行业标准 2008–07–22 发布）

[8] ZYYXH/T 57–2008 中医内科常见病诊疗指南：西医疾病部分 流行性出血热（中医药行业标准 2008–07–22 发布）

[9] ZYYXH/T 58–2008 中医内科常见病诊疗指南：西医疾病部分 传染性非典型肺炎（SARS）（中医药行业标准 2008–07–22 发布）

[10] ZYYXH/T 59–2008 中医内科常见病诊疗指南：西医疾病部分 肥胖（中医药行业标准 2008–07–22 发布）

[11] ZYYXH/T 60–2008 中医内科常见病诊疗指南：西医疾病部分 高脂血症（中医药行业标准 2008–07–22 发布）

[12] ZYYXH/T 61–2008 中医内科常见病诊疗指南：西医疾病部分 甲状腺功能亢进（中医药行业标准 2008–07–22 发布）

[13] ZYYXH/T 62–2008 中医内科常见病诊疗指南：西医疾病部分 甲状腺功能减退（中医药行业标准 2008–07–22 发布）

[14] ZYYXH/T 63–2008 中医内科常见病诊疗指南：西医疾病部分 冠心病心绞痛（中医药行业标准 2008–07–22 发布）

[15] ZYYXH/T 64–2008 中医内科常见病诊疗指南：西医疾病部分 心力衰竭（中医

药行业标准 2008–07–22 发布）

[16] ZYYXH/T 65–2008 中医内科常见病诊疗指南：西医疾病部分 室性早搏（中医药行业标准 2008–07–22 发布）

[17] ZYYXH/T 66–2008 中医内科常见病诊疗指南：西医疾病部分 病毒性心肌炎（中医药行业标准 2008–07–22 发布）

[18] ZYYXH/T 67–2008 中医内科常见病诊疗指南：西医疾病部分 高血压（中医药行业标准 2008–07–22 发布）

[19] ZYYXH/T 68–2008 中医内科常见病诊疗指南：西医疾病部分 普通感冒（中医药行业标准 2008–07–22 发布）

[20] ZYYXH/T 69–2008 中医内科常见病诊疗指南：西医疾病部分 急性气管 – 支气管炎（中医药行业标准 2008–07–22 发布）

[21] ZYYXH/T 70–2008 中医内科常见病诊疗指南：西医疾病部分 慢性阻塞性肺疾病（中医药行业标准 2008–07–22 发布）

[22] ZYYXH/T 71–2008 中医内科常见病诊疗指南：西医疾病部分 慢性肺源性心脏病（中医药行业标准 2008–07–22 发布）

[23] ZYYXH/T 72–2008 中医内科常见病诊疗指南：西医疾病部分 支气管扩张（中医药行业标准 2008–07–22 发布）

[24] ZYYXH/T 73–2008 中医内科常见病诊疗指南：西医疾病部分 慢性呼吸衰竭（中医药行业标准 2008–07–22 发布）

[25] ZYYXH/T 74–2008 中医内科常见病诊疗指南：西医疾病部分 特发性肺（间质）纤维化（中医药行业标准 2008–07–22 发布）

[26] ZYYXH/T 75–2008 中医内科常见病诊疗指南：西医疾病部分 胃食管反流病（中医药行业标准 2008–07–22 发布）

[27] ZYYXH/T 76–2008 中医内科常见病诊疗指南：西医疾病部分 功能性消化不良（中医药行业标准 2008–07–22 发布）

[28] ZYYXH/T 77–2008 中医内科常见病诊疗指南：西医疾病部分 慢性胃炎（中医药行业标准 2008–07–22 发布）

[29] ZYYXH/T 78–2008 中医内科常见病诊疗指南：西医疾病部分 消化性溃疡（中医药行业标准 2008–07–22 发布）

[30] ZYYXH/T 79–2008 中医内科常见病诊疗指南：西医疾病部分 胃下垂（中医药行业标准 2008–07–22 发布）

[31] ZYYXH/T 80–2008 中医内科常见病诊疗指南：西医疾病部分 肠易激综合征（中医药行业标准 2008–07–22 发布）

[32] ZYYXH/T 81–2008 中医内科常见病诊疗指南：西医疾病部分 溃疡性结肠炎（中医药行业标准 2008–07–22 发布）

[33] ZYYXH/T 82–2008 中医内科常见病诊疗指南：西医疾病部分 功能性便秘（中医药行业标准 2008–07–22 发布）

[34] ZYYXH/T 83-2008 中医内科常见病诊疗指南：西医疾病部分 上消化道出血（中医药行业标准 2008-07-22 发布）

[35] ZYYXH/T 84-2008 中医内科常见病诊疗指南：西医疾病部分 急性胰腺炎（中医药行业标准 2008-07-22 发布）

[36] ZYYXH/T 85-2008 中医内科常见病诊疗指南：西医疾病部分 急性病毒性肝炎（中医药行业标准 2008-07-22 发布）

[37] ZYYXH/T 86-2008 中医内科常见病诊疗指南：西医疾病部分 慢性病毒性肝炎（中医药行业标准 2008-07-22 发布）

[38] ZYYXH/T 87-2008 中医内科常见病诊疗指南：西医疾病部分 肝性脑病（中医药行业标准 2008-07-22 发布）

[39] ZYYXH/T 88-2008 中医内科常见病诊疗指南：西医疾病部分 肝硬化（中医药行业标准 2008-07-22 发布）

[40] ZYYXH/T 89-2008 中医内科常见病诊疗指南：西医疾病部分 肝肾综合征（中医药行业标准 2008-07-22 发布）

[41] ZYYXH/T 90-2008 中医内科常见病诊疗指南：西医疾病部分 自身免疫性肝炎（中医药行业标准 2008-07-22 发布）

[42] ZYYXH/T 91-2008 中医内科常见病诊疗指南：西医疾病部分 胆汁淤积性肝病（中医药行业标准 2008-07-22 发布）

[43] ZYYXH/T 92-2008 中医内科常见病诊疗指南：西医疾病部分 酒精性肝病（中医药行业标准 2008-07-22 发布）

[44] ZYYXH/T 93-2008 中医内科常见病诊疗指南：西医疾病部分 非酒精性脂肪肝（中医药行业标准 2008-07-22 发布）

[45] ZYYXH/T 94-2008 中医内科常见病诊疗指南：西医疾病部分 急性胆道感染（中医药行业标准 2008-07-22 发布）

[46] ZYYXH/T 95-2008 中医内科常见病诊疗指南：西医疾病部分 慢性胆道感染（中医药行业标准 2008-07-22 发布）

[47] ZYYXH/T 96-2008 中医内科常见病诊疗指南：西医疾病部分 急性肾小球肾炎（中医药行业标准 2008-07-22 发布）

[48] ZYYXH/T 97-2008 中医内科常见病诊疗指南：西医疾病部分 慢性肾小球肾炎（中医药行业标准 2008-07-22 发布）

[48] ZYYXH/T 98-2008 中医内科常见病诊疗指南：西医疾病部分 急性肾盂肾炎（中医药行业标准 2008-07-22 发布）

[49] ZYYXH/T 99-2008 中医内科常见病诊疗指南：西医疾病部分 慢性肾盂肾炎（中医药行业标准 2008-07-22 发布）

[50] ZYYXH/T 100-2008 中医内科常见病诊疗指南：西医疾病部分 IgA 肾病（中医药行业标准 2008-07-22 发布）

[51] ZYYXH/T 101-2008 中医内科常见病诊疗指南：西医疾病部分 狼疮性肾炎（中

医药行业标准 2008-07-22 发布）

[52] ZYYXH/T 102-2008 中医内科常见病诊疗指南：西医疾病部分 尿酸性肾病（中医药行业标准 2008-07-22 发布）

[53] ZYYXH/T 103-2008 中医内科常见病诊疗指南：西医疾病部分 过敏性紫癜性肾炎（中医药行业标准 2008-07-22 发布）

[54] ZYYXH/T 104-2008 中医内科常见病诊疗指南：西医疾病部分 原发性肾病综合征（中医药行业标准 2008-07-22 发布）

[55] ZYYXH/T 105-2008 中医内科常见病诊疗指南：西医疾病部分 急性肾衰竭（中医药行业标准 2008-07-22 发布）

[56] ZYYXH/T 106-2008 中医内科常见病诊疗指南：西医疾病部分 慢性肾衰竭（中医药行业标准 2008-07-22 发布）

[57] ZYYXH/T 107-2008 中医内科常见病诊疗指南：西医疾病部分 泌尿系统结石（中医药行业标准 2008-07-22 发布）

[58] ZYYXH/T 108-2008 中医内科常见病诊疗指南：西医疾病部分 巨幼细胞贫血（中医药行业标准 2008-07-22 发布）

[59] ZYYXH/T 109-2008 中医内科常见病诊疗指南：西医疾病部分 缺铁性贫血（中医药行业标准 2008-07-22 发布）

[60] ZYYXH/T 110-2008 中医内科常见病诊疗指南：西医疾病部分 再生障碍性贫血（中医药行业标准 2008-07-22 发布）

[61] ZYYXH/T 111-2008 中医内科常见病诊疗指南：西医疾病部分 原发性血小板减少性紫癜（中医药行业标准 2008-07-22 发布）

[62] ZYYXH/T 112-2008 中医内科常见病诊疗指南：西医疾病部分 风湿热（中医药行业标准 2008-07-22 发布）

[63] ZYYXH/T 113-2008 中医内科常见病诊疗指南：西医疾病部分 系统性红斑狼疮（中医药行业标准 2008-07-22 发布）

[64] ZYYXH/T 114-2008 中医内科常见病诊疗指南：西医疾病部分 类风湿性关节炎（中医药行业标准 2008-07-22 发布）

[65] ZYYXH/T 115-2008 中医内科常见病诊疗指南：西医疾病部分 多发性肌炎（中医药行业标准 2008-07-22 发布）

[66] ZYYXH/T 116-2008 中医内科常见病诊疗指南：西医疾病部分 白塞病（中医药行业标准 2008-07-22 发布）

[67] ZYYXH/T 117-2008 中医内科常见病诊疗指南：西医疾病部分 干燥综合征（中医药行业标准 2008-07-22 发布）

[68] ZYYXH/T 118-2008 中医内科常见病诊疗指南：西医疾病部分 强直性脊柱炎（中医药行业标准 2008-07-22 发布）

[69] ZYYXH/T 119-2008 中医内科常见病诊疗指南：西医疾病部分 骨质疏松症（中医药行业标准 2008-07-22 发布）

[70] ZYYXH/T 120-2008 中医内科常见病诊疗指南：西医疾病部分 痛风和高尿酸血症（中医药行业标准 2008-07-22 发布）

[71] ZYYXH/T 121-2008 中医内科常见病诊疗指南：西医疾病部分 多发性硬化（中医药行业标准 2008-07-22 发布）

[72] ZYYXH/T 122-2008 中医内科常见病诊疗指南：西医疾病部分 短暂性脑缺血发作（中医药行业标准 2008-07-22 发布）

[73] ZYYXH/T 123-2008 中医内科常见病诊疗指南：西医疾病部分 脑出血（中医药行业标准 2008-07-22 发布）

[74] ZYYXH/T 124-2008 中医内科常见病诊疗指南：西医疾病部分 脑梗死（中医药行业标准 2008-07-22 发布）

[75] ZYYXH/T 125-2008 中医内科常见病诊疗指南：西医疾病部分 特发性面神经麻痹（中医药行业标准 2008-07-22 发布）

[76] ZYYXH/T 126-2008 中医内科常见病诊疗指南：西医疾病部分 蛛网膜下腔出血（中医药行业标准 2008-07-22 发布）

[77] ZYYXH/T 127-2008 中医内科常见病诊疗指南：西医疾病部分 癫痫（中医药行业标准 2008-07-22 发布）

[78] ZYYXH/T 128-2008 中医内科常见病诊疗指南：西医疾病部分 偏头痛（中医药行业标准 2008-07-22 发布）

[79] ZYYXH/T 129-2008 中医内科常见病诊疗指南：西医疾病部分 帕金森病（中医药行业标准 2008-07-22 发布）

[80] ZYYXH/T 130-2008 中医内科常见病诊疗指南：西医疾病部分 重症肌无力（中医药行业标准 2008-07-22 发布）

[81] ZYYXH/T 131-2008 中医内科常见病诊疗指南：西医疾病部分 坐骨神经痛（中医药行业标准 2008-07-22 发布）

[82] ZYYXH/T 132-2008 中医内科常见病诊疗指南：西医疾病部分 焦虑症（中医药行业标准 2008-07-22 发布）

[83] ZYYXH/T 133-2008 中医内科常见病诊疗指南：西医疾病部分 抑郁症（中医药行业标准 2008-07-22 发布）

[84] ZYYXH/T 134-2008 中医内科常见病诊疗指南：西医疾病部分 阿尔茨海默病（中医药行业标准 2008-07-22 发布）

[85] ZYYXH/T 135-2008 中医内科常见病诊疗指南：西医疾病部分 血管性痴呆（中医药行业标准 2008-07-22 发布）

A.2.2.2.3 肿瘤中医诊疗指南

[1] ZYYXH/T 136-2008 肿瘤中医诊疗指南 鼻咽癌（中医药行业标准 2008-11-30 发布）

[2] ZYYXH/T 137-2008 肿瘤中医诊疗指南 甲状腺癌（中医药行业标准 2008-11-30 发布）

[3] ZYYXH/T 138–2008 肿瘤中医诊疗指南 肺癌（中医药行业标准 2008–11–30 发布）

[4] ZYYXH/T 139–2008 肿瘤中医诊疗指南 乳腺癌（中医药行业标准 2008–11–30 发布）

[5] ZYYXH/T 140–2008 肿瘤中医诊疗指南 食管癌（中医药行业标准 2008–11–30 发布）

[6] ZYYXH/T 141–2008 肿瘤中医诊疗指南 胃癌（中医药行业标准 2008–11–30 发布）

[7] ZYYXH/T 142–2008 肿瘤中医诊疗指南 大肠癌（中医药行业标准 2008–11–30 发布）

[8] ZYYXH/T 143–2008 肿瘤中医诊疗指南 胰腺癌（中医药行业标准 2008–11–30 发布）

[9] ZYYXH/T 144–2008 肿瘤中医诊疗指南 肝癌（中医药行业标准 2008–11–30 发布）

[10] ZYYXH/T 145–2008 肿瘤中医诊疗指南 恶性淋巴瘤（中医药行业标准 2008–11–30 发布）

[11] ZYYXH/T 146–2008 肿瘤中医诊疗指南 急性白血病（中医药行业标准 2008–11–30 发布）

[12] ZYYXH/T 147–2008 肿瘤中医诊疗指南 慢性粒细胞性白血病（中医药行业标准 2008–11–30 发布）

[13] ZYYXH/T 148–2008 肿瘤中医诊疗指南 多发性骨髓瘤（中医药行业标准 2008–11–30 发布）

[14] ZYYXH/T 149–2008 肿瘤中医诊疗指南 前列腺癌（中医药行业标准 2008–11–30 发布）

[15] ZYYXH/T 150–2008 肿瘤中医诊疗指南 睾丸肿瘤（中医药行业标准 2008–11–30 发布）

[16] ZYYXH/T 151–2008 肿瘤中医诊疗指南 卵巢癌（中医药行业标准 2008–11–30 发布）

[17] ZYYXH/T 152–2008 肿瘤中医诊疗指南 宫颈癌（中医药行业标准 2008–11–30 发布）

[18] ZYYXH/T 153–2008 肿瘤中医诊疗指南 膀胱癌（中医药行业标准 2008–11–30 发布）

[19] ZYYXH/T 154–2008 肿瘤中医诊疗指南 肾癌（中医药行业标准 2008–11–30 发布）

[20] ZYYXH/T 155–2008 肿瘤中医诊疗指南 皮肤癌（中医药行业标准 2008–11–30 发布）

[21] ZYYXH/T 156–2008 肿瘤中医诊疗指南 癌性疼痛（中医药行业标准 2008–11–

30 发布）

A.2.2.2.4 中医外科常见病诊疗指南

[1] ZYYXH/T 177–2012 中医外科常见病诊疗指南 颜面疗（行业 2012–07–01 发布）

[2] ZYYXH/T 178–2012 中医外科常见病诊疗指南 手足疗（中医药行业标准 2012–07–01 发布）

[3] ZYYXH/T 179–2012 中医外科常见病诊疗指南 痈（中医药行业标准 2012–07–01 发布）

[4] ZYYXH/T 180–2012 中医外科常见病诊疗指南 有头疽（中医药行业标准 2012–07–01 发布）

[5] ZYYXH/T 181–2012 中医外科常见病诊疗指南 丹毒（中医药行业标准 2012–07–01 发布）

[6] ZYYXH/T 182–2012 中医外科常见病诊疗指南 走黄（中医药行业标准 2012–07–01 发布）

[7] ZYYXH/T 183–2012 中医外科常见病诊疗指南 内陷（中医药行业标准 2012–07–01 发布）

[8] ZYYXH/T 184–2012 中医外科常见病诊疗指南 瘰疬（中医药行业标准 2012–07–01 发布）

[9] ZYYXH/T 185–2012 中医外科常见病诊疗指南 褥疮（中医药行业标准 2012–07–01 发布）

[10] ZYYXH/T 186–2012 中医外科常见病诊疗指南 窦道（中医药行业标准 2012–07–01 发布）

[11] ZYYXH/T 187–2012 中医外科常见病诊疗指南 乳痈（中医药行业标准 2012–07–01 发布）

[12] ZYYXH/T 188–2012 中医外科常见病诊疗指南 粉刺性乳痈（中医药行业标准 2012–07–01 发布）

[13] ZYYXH/T 189–2012 中医外科常见病诊疗指南 乳癖（中医药行业标准 2012–07–01 发布）

[14] ZYYXH/T 190–2012 中医外科常见病诊疗指南 乳疬（中医药行业标准 2012–07–01 发布）

[15] ZYYXH/T 191–2012 中医外科常见病诊疗指南 乳核（中医药行业标准 2012–07–01 发布）

[16] ZYYXH/T 192–2012 中医外科常见病诊疗指南 乳衄（中医药行业标准 2012–07–01 发布）

[17] ZYYXH/T 193–2012 中医外科常见病诊疗指南 气瘿（中医药行业标准 2012–07–01 发布）

[18] ZYYXH/T 194–2012 中医外科常见病诊疗指南 肉瘿（中医药行业标准 2012–07–01 发布）

[19] ZYYXH/T 195-2012 中医外科常见病诊疗指南 瘿痈（中医药行业标准 2012-07-01 发布）

[20] ZYYXH/T 196-2012 中医外科常见病诊疗指南 尿石症（中医药行业标准 2012-07-01 发布）

[21] ZYYXH/T 197-2012 中医外科常见病诊疗指南 胆石症（中医药行业标准 2012-07-01 发布）

[22] ZYYXH/T 198-2012 中医外科常见病诊疗指南 肠梗阻（中医药行业标准 2012-07-01 发布）·

[23] ZYYXH/T 199-2012 中医外科常见病诊疗指南 冻疮（中医药行业标准 2012-07-01 发布）

[24] ZYYXH/T 200-2012 中医外科常见病诊疗指南 烧伤（中医药行业标准 2012-07-01 发布）

[25] ZYYXH/T 201-2012 中医外科常见病诊疗指南 毒蛇咬伤（中医药行业标准 2012-07-01 发布）

[26] ZYYXH/T 202-2012 中医外科常见病诊疗指南 肠痈（中医药行业标准 2012-07-01 发布）

A.2.2.2.5 中医妇科常见病诊疗指南

[1] ZYYXH/T 203-2012 中医妇科常见病诊疗指南 月经先期（中医药行业标准 2012-07-01 发布）

[2] ZYYXH/T 204-2012 中医妇科常见病诊疗指南 月经过多（中医药行业标准 2012-07-01 发布）

[3] ZYYXH/T 205-2012 中医妇科常见病诊疗指南 经期延长（中医药行业标准 2012-07-01 发布）

[4] ZYYXH/T 206-2012 中医妇科常见病诊疗指南 月经后期（中医药行业标准 2012-07-01 发布）．

[5] ZYYXH/T 207-2012 中医妇科常见病诊疗指南 月经过少（中医药行业标准 2012-07-01 发布）

[6] ZYYXH/T 208-2012 中医妇科常见病诊疗指南 月经先后无定期（中医药行业标准 2012-07-01 发布）

[7] ZYYXH/T 209-2012 中医妇科常见病诊疗指南 经间期出血（中医药行业标准 2012-07-01 发布）

[8] ZYYXH/T 210-2012 中医妇科常见病诊疗指南 崩漏（中医药行业标准 2012-07-01 发布）

[9] ZYYXH/T 211-2012 中医妇科常见病诊疗指南 闭经（中医药行业标准 2012-07-01 发布）

[10] ZYYXH/T 212-2012 中医妇科常见病诊疗指南 痛经（中医药行业标准 2012-07-01 发布）

[11] ZYYXH/T 213-2012 中医妇科常见病诊疗指南 经行乳房胀痛（中医药行业标准 2012-07-01 发布）

[12] ZYYXH/T 214-2012 中医妇科常见病诊疗指南 经行头痛（中医药行业标准 2012-07-01 发布）

[13] ZYYXH/T 215-2012 中医妇科常见病诊疗指南 经行泄泻（中医药行业标准 2012-07-01 发布）

[14] ZYYXH/T 216-2012 中医妇科常见病诊疗指南 经行浮肿（中医药行业标准 2012-07-01 发布）

[15] ZYYXH/T 217-2012 中医妇科常见病诊疗指南 经行吐衄（中医药行业标准 2012-07-01 发布）

[16] ZYYXH/T 218-2012 中医妇科常见病诊疗指南 更年期综合征（中医药行业标准 2012-07-01 发布）

[17] ZYYXH/T 219-2012 中医妇科常见病诊疗指南 带下（ZYYXH/T 219-2012）（中医药行业标准 2012-07-01 发布）

[18] ZYYXH/T 220-2012 中医妇科常见病诊疗指南 妊娠恶阻（中医药行业标准 2012-07-01 发布）

[19] ZYYXH/T 221-2012 中医妇科常见病诊疗指南 异位妊娠（中医药行业标准 2012-07-01 发布）

[20] ZYYXH/T 222-2012 中医妇科常见病诊疗指南 胎漏及胎动不安（中医药行业标准 2012-07-01 发布）

[21] ZYYXH/T 223-2012 中医妇科常见病诊疗指南 滑胎（中医药行业标准 2012-07-01 发布）

[22] ZYYXH/T 224-2012 中医妇科常见病诊疗指南 妊娠肿胀（中医药行业标准 2012-07-01 发布）

[23] ZYYXH/T 225-2012 中医妇科常见病诊疗指南 妊娠眩晕（中医药行业标准 2012-07-01 发布）

[24] ZYYXH/T 226-2012 中医妇科常见病诊疗指南 产后发热（中医药行业标准 2012-07-01 发布）

[25] ZYYXH/T 227-2012 中医妇科常见病诊疗指南 产褥感染（中医药行业标准 2012-07-01 发布）

[26] ZYYXH/T 228-2012 中医妇科常见病诊疗指南 产后腹痛（中医药行业标准 2012-07-01 发布）

[27] ZYYXH/T 229-2012 中医妇科常见病诊疗指南 产后恶露不绝（中医药行业标准 2012-07-01 发布）

[28] ZYYXH/T 230-2012 中医妇科常见病诊疗指南 缺乳（中医药行业标准 2012-07-01 发布）

[29] ZYYXH/T 231-2012 中医妇科常见病诊疗指南 产后抑郁（中医药行业标准

2012–07–01 发布）

[30] ZYYXH/T 232–2012 中医妇科常见病诊疗指南 产后出血（中医药行业标准 2012–07–01 发布）

[31] ZYYXH/T 233–2012 中医妇科常见病诊疗指南 不孕症（中医药行业标准 2012–07–01 发布）

[32] ZYYXH/T 234–2012 中医妇科常见病诊疗指南 癥瘕（中医药行业标准 2012–07–01 发布）

[33] ZYYXH/T 235–2012 中医妇科常见病诊疗指南 子宫脱垂（中医药行业标准 2012–07–01 发布）

[34] ZYYXH/T 236–2012 中医妇科常见病诊疗指南 经前期综合征（中医药行业标准 2012–07–01 发布）

[35] ZYYXH/T 237–2012 中医妇科常见病诊疗指南 功能失调性子宫出血（中医药行业标准 2012–07–01 发布）

[36] ZYYXH/T 238–2012 中医妇科常见病诊疗指南 卵巢早衰（中医药行业标准 2012–07–01 发布）

[37] ZYYXH/T 239–2012 中医妇科常见病诊疗指南 多囊卵巢综合征（中医药行业标准 2012–07–01 发布）

[38] ZYYXH/T 240–2012 中医妇科常见病诊疗指南 阴道炎（中医药行业标准 2012–07–01 发布）

[39] ZYYXH/T 241–2012 中医妇科常见病诊疗指南 宫颈感染性疾病（中医药行业标准 2012–07–01 发布）

[40] ZYYXH/T 242–2012 中医妇科常见病诊疗指南 盆腔炎性疾病（中医药行业标准 2012–07–01 发布）

[41] ZYYXH/T 243–2012 中医妇科常见病诊疗指南 盆腔炎性疾病后遗症病（中医药行业标准 2012–07–01 发布）

[42] ZYYXH/T 244–2012 中医妇科常见病诊疗指南 子宫内膜异位症（中医药行业标准 2012–07–01 发布）

[43] ZYYXH/T 245–2012 中医妇科常见病诊疗指南 子宫腺肌病（中医药行业标准 2012–07–01 发布）

[44] ZYYXH/T 246–2012 中医妇科常见病诊疗指南 子宫肌瘤（中医药行业标准 2012–07–01 发布）

A.2.2.2.6 中医儿科常见病诊疗指南

[1] ZYYXH/T 247–2012 中医儿科常见病诊疗指南 小儿感冒（中医药行业标准 2012–07–01 发布）

[2] ZYYXH/T 248–2012 中医儿科常见病诊疗指南 小儿乳蛾（中医药行业标准 2012–07–01 发布）

[3] ZYYXH/T 249–2012 中医儿科常见病诊疗指南 小儿支气管炎（中医药行业标准

2012-07-01 发布）

[4] ZYYXH/T 250-2012 中医儿科常见病诊疗指南 肺炎喘嗽（中医药行业标准 2012-07-01 发布）

[5] ZYYXH/T 251-2012 中医儿科常见病诊疗指南 小儿哮喘（中医药行业标准 2012-07-01 发布）

[6] ZYYXH/T 252-2012 中医儿科常见病诊疗指南 反复呼吸道感染（中医药行业标准 2012-07-01 发布）

[7] ZYYXH/T 253-2012 中医儿科常见病诊疗指南 鹅口疮（中医药行业标准 2012-07-01 发布）

[8] ZYYXH/T 254-2012 中医儿科常见病诊疗指南 小儿口疮（中医药行业标准 2012-07-01 发布）

[9] ZYYXH/T 255-2012 中医儿科常见病诊疗指南 小儿胃炎（中医药行业标准 2012-07-01 发布）

[10] ZYYXH/T 256-2012 中医儿科常见病诊疗指南 小儿泄泻（中医药行业标准 2012-07-01 发布）

[11] ZYYXH/T 257-2012 中医儿科常见病诊疗指南 厌食（中医药行业标准 2012-07-01 发布）

[12] ZYYXH/T 258-2012 中医儿科常见病诊疗指南 积滞（中医药行业标准 2012-07-01 发布）

[13] ZYYXH/T 259-2012 中医儿科常见病诊疗指南 疳证（中医药行业标准 2012-07-01 发布）

[14] ZYYXH/T 260-2012 中医儿科常见病诊疗指南 营养性缺铁性贫血（中医药行业标准 2012-07-01 发布）

[15] ZYYXH/T 261-2012 中医儿科常见病诊疗指南 小儿病毒性心肌炎（中医药行业标准 2012-07-01 发布）

[16] ZYYXH/T 262-2012 中医儿科常见病诊疗指南 注意力缺陷多动障碍（中医药行业标准 2012-07-01 发布）

[17] ZYYXH/T 263-2012 中医儿科常见病诊疗指南 多发性抽动症（中医药行业标准 2012-07-01 发布）

[18] ZYYXH/T 264-2012 中医儿科常见病诊疗指南 惊风（中医药行业标准 2012-07-01 发布）

[19] ZYYXH/T 265-2012 中医儿科常见病诊疗指南 癫痫（中医药行业标准 2012-07-01 发布）

[20] ZYYXH/T 266-2012 中医儿科常见病诊疗指南 急性肾小球肾炎（中医药行业标准 2012-07-01 发布）

[21] ZYYXH/T 267-2012 中医儿科常见病诊疗指南 肾病综合征（中医药行业标准 2012-07-01 发布）

[22] ZYYXH/T 268-2012 中医儿科常见病诊疗指南 泌尿道感染（中医药行业标准 2012-07-01 发布）

[23] ZYYXH/T 269-2012 中医儿科常见病诊疗指南 遗尿症（中医药行业标准 2012-07-01 发布）

[24] ZYYXH/T 270-2012 中医儿科常见病诊疗指南 性早熟（中医药行业标准 2012-07-01 发布）

[25] ZYYXH/T 271-2012 中医儿科常见病诊疗指南 脑性瘫痪（中医药行业标准 2012-07-01 发布）

[26] ZYYXH/T 272-2012 中医儿科常见病诊疗指南 麻疹（中医药行业标准 2012-07-01 发布）

[27] ZYYXH/T 273-2012 中医儿科常见病诊疗指南 风疹（中医药行业标准 2012-07-01 发布）

[28] ZYYXH/T 274-2012 中医儿科常见病诊疗指南 水痘（中医药行业标准 2012-07-01 发布）

[29] ZYYXH/T 275-2012 中医儿科常见病诊疗指南 手足口病（中医药行业标准 2012-07-01 发布）

[30] ZYYXH/T 276-2012 中医儿科常见病诊疗指南 流行性腮腺炎（中医药行业标准 2012-07-01 发布）

[31] ZYYXH/T 277-2012 中医儿科常见病诊疗指南 流行性乙型脑炎（中医药行业标准 2012-07-01 发布）

[32] ZYYXH/T 278-2012 中医儿科常见病诊疗指南 小儿艾滋病（中医药行业标准 2012-07-01 发布）

[33] ZYYXH/T 279-2012 中医儿科常见病诊疗指南 蛔虫病（中医药行业标准 2012-07-01 发布）

[34] ZYYXH/T 280-2012 中医儿科常见病诊疗指南 蛲虫病（中医药行业标准 2012-07-01 发布）

[35] ZYYXH/T 281-2012 中医儿科常见病诊疗指南 新生儿硬肿症（中医药行业标准 2012-07-01 发布）

[36] ZYYXH/T 282-2012 中医儿科常见病诊疗指南 胎黄（中医药行业标准 2012-07-01 发布）

[37] ZYYXH/T 283-2012 中医儿科常见病诊疗指南 胎怯（中医药行业标准 2012-07-01 发布）

[38] ZYYXH/T 284-2012 中医儿科常见病诊疗指南 皮肤黏膜淋巴结综合征（中医药行业标准 2012-07-01 发布）

[39] ZYYXH/T 285-2012 中医儿科常见病诊疗指南 过敏性紫癜（中医药行业标准 2012-07-01 发布）

[40] ZYYXH/T 286-2012 中医儿科常见病诊疗指南 维生素 D 缺乏性佝偻病（中医

药行业标准 2012–07–01 发布）

A.2.2.2.7 中医眼科常见病诊疗指南

[1] ZYYXH/T 287–2012 中医眼科常见病诊疗指南 睑缘炎（行业 2012–07–01 发布）

[2] ZYYXH/T 288–2012 中医眼科常见病诊疗指南 急性细菌性结膜炎（中医药行业标准 2012–07–01 发布）

[3] ZYYXH/T 289–2012 中医眼科常见病诊疗指南 流行性角结膜炎（中医药行业标准 2012–07–01 发布）

[4] ZYYXH/T 290–2012 中医眼科常见病诊疗指南 单纯疱疹病毒性角膜炎（中医药行业标准 2012–07–01 发布）

[5] ZYYXH/T 291–2012 中医眼科常见病诊疗指南 干眼症（中医药行业标准 2012–07–01 发布）

[6] ZYYXH/T 292–2012 中医眼科常见病诊疗指南 春季卡他性结膜炎（中医药行业标准 2012–07–01 发布）

[7] ZYYXH/T 293–2012 中医眼科常见病诊疗指南 年龄相关性白内障（中医药行业标准 2012–07–01 发布）

[8] ZYYXH/T 294–2012 中医眼科常见病诊疗指南 原发性闭角型青光眼（中医药行业标准 2012–07–01 发布）

[9] ZYYXH/T 295–2012 中医眼科常见病诊疗指南 原发性开角型青光眼（中医药行业标准 2012–07–01 发布）

[10] ZYYXH/T 296–2012 中医眼科常见病诊疗指南 葡萄膜炎（中医药行业标准 2012–07–01 发布）

[11] ZYYXH/T 297–2012 中医眼科常见病诊疗指南 视网膜动脉阻塞（中医药行业标准 2012–07–01 发布）

[12] ZYYXH/T 298–2012 中医眼科常见病诊疗指南 视网膜静脉阻塞（中医药行业标准 2012–07–01 发布）

[13] ZYYXH/T 299–2012 中医眼科常见病诊疗指南 年龄相关性黄斑变性（中医药行业标准 2012–07–01 发布）

[14] ZYYXH/T 300–2012 中医眼科常见病诊疗指南 视网膜静脉周围炎（中医药行业标准 2012–07–01 发布）

[15] ZYYXH/T 301–2012 中医眼科常见病诊疗指南 中心性浆液性视网膜脉络膜病变（中医药行业标准 2012–07–01 发布）

[16] ZYYXH/T 302–2012 中医眼科常见病诊疗指南 原发性视网膜色素变性（中医药行业标准 2012–07–01 发布）

[17] ZYYXH/T 303–2012 中医眼科常见病诊疗指南 急性视神经炎（中医药行业标准 2012–07–01 发布）

[18] ZYYXH/T 304–2012 中医眼科常见病诊疗指南 前部缺血性视神经病变（ZYYXH/T 304–2012）（中华中医药学会团体标准 2012–07–01 发布）

[19] ZYYXH/T 305-2012 中医眼科常见病诊疗指南 视神经萎缩（中医药行业标准 2012-07-01 发布）

[20] ZYYXH/T 306-2012 中医眼科常见病诊疗指南 视网膜震荡与挫伤（中医药行业标准 2012-07-01 发布）

A.2.2.2.8 中医耳鼻喉科常见病诊疗指南

[1] ZYYXH/T 307-2012 中医耳鼻咽喉科常见病诊疗指南 耳胀耳闭（中医药行业标准 2012-07-01 发布）

[2] ZYYXH/T 308-2012 中医耳鼻咽喉科常见病诊疗指南 暴聋（中医药行业标准 2012-07-01 发布）

[3] ZYYXH/T 309-2012 中医耳鼻咽喉科常见病诊疗指南 耳鸣（中医药行业标准 2012-07-01 发布）

[4] ZYYXH/T 310-2012 中医耳鼻咽喉科常见病诊疗指南 耳眩晕（中医药行业标准 2012-08-01 发布）

[5] ZYYXH/T 311-2012 中医耳鼻咽喉科常见病诊疗指南 鼻窒（中医药行业标准 2012-07-01 发布）

[6] ZYYXH/T 312-2012 中医耳鼻咽喉科常见病诊疗指南 鼻槁（中医药行业标准 2012-07-01 发布）

[7] ZYYXH/T 313-2012 中医耳鼻咽喉科常见病诊疗指南 鼻鼽（中医药行业标准 2012-07-01 发布）

[8] ZYYXH/T 314-2012 中医耳鼻咽喉科常见病诊疗指南 鼻渊（中医药行业标准 2012-07-01 发布）

[9] ZYYXH/T 315-2012 中医耳鼻咽喉科常见病诊疗指南 鼻衄（中医药行业标准 2012-07-01 发布）

[10] ZYYXH/T 316-2012 中医耳鼻咽喉科常见病诊疗指南 急喉痹（中医药行业标准 2012-07-01 发布）

[11] ZYYXH/T 317-2012 中医耳鼻咽喉科常见病诊疗指南 慢喉痹（中医药行业标准 2012-07-01 发布）

[12] ZYYXH/T 318-2012 中医耳鼻咽喉科常见病诊疗指南 急乳蛾（中医药行业标准 2012-07-01 发布）

[13] ZYYXH/T 319-2012 中医耳鼻咽喉科常见病诊疗指南 慢乳蛾（中医药行业标准 2012-07-01 发布）

[14] ZYYXH/T 320-2012 中医耳鼻咽喉科常见病诊疗指南 急喉瘖（中医药行业标准 2012-07-01 发布）

[15] ZYYXH/T 321-2012 中医耳鼻咽喉科常见病诊疗指南 慢喉瘖（中医药行业标准 2012-07-01 发布）

A.2.2.2.9 中医肛肠科常见病诊疗指南

[1] ZYYXH/T 322-2012 中医肛肠科常见病诊疗指南 痔（中医药行业标准 2012-07-

01 发布）

[2] ZYYXH/T 323–2012 中医肛肠科常见病诊疗指南 肛裂（中医药行业标准 2012–07–01 发布）

[3] ZYYXH/T 324–2012 中医肛肠科常见病诊疗指南 肛管直肠周围脓肿（中医药行业标准 2012–07–01 发布）

[4] ZYYXH/T 325–2012 中医肛肠科常见病诊疗指南 肛瘘（中医药行业标准 2012–07–01 发布）

[5] ZYYXH/T 326–2012 中医肛肠科常见病诊疗指南 肛门瘙痒症（中医药行业标准 2012–07–01 发布）

[6] ZYYXH/T 327–2012 中医肛肠科常见病诊疗指南 肛门湿疹（中医药行业标准 2012–07–01 发布）

[7] ZYYXH/T 328–2012 中医肛肠科常见病诊疗指南 肛隐窝炎（中医药行业标准 2012–07–01 发布）

[8] ZYYXH/T 329–2012 中医肛肠科常见病诊疗指南 直肠脱垂（中医药行业标准 2012–07–01 发布）

[9] ZYYXH/T 330–2012 中医肛肠科常见病诊疗指南 直肠内脱垂（中医药行业标准 2012–07–01 发布）

[10] ZYYXH/T 331–2012 中医肛肠科常见病诊疗指南 直肠阴道瘘（中医药行业标准 2012–07–01 发布）

[11] ZYYXH/T 332–2012 中医肛肠科常见病诊疗指南 肛周克罗恩病（中医药行业标准 2012–07–01 发布）

[12] ZYYXH/T 333–2012 中医肛肠科常见病诊疗指南 结肠慢传输型便秘（中医药行业标准 2012–07–01 发布）

[13] ZYYXH/T 334–2012 中医肛肠科常见病诊疗指南 直肠前突（中医药行业标准 2012–07–01 发布）

[14] ZYYXH/T 335–2012 中医肛肠科常见病诊疗指南 儿童功能性便秘（中医药行业标准 2012–07–01 发布）

[15] ZYYXH/T 336–2012 中医肛肠科常见病诊疗指南 肛门直肠损伤（中医药行业标准 2012–07–01 发布）

[16] ZYYXH/T 337–2012 中医肛肠科常见病诊疗指南 盆底失弛缓综合征（中医药行业标准 2012–07–01 发布）

[17] ZYYXH/T 338–2012 中医肛肠科常见病诊疗指南 结肠癌（中医药行业标准 2012–07–01 发布）

[18] ZYYXH/T 339–2012 中医肛肠科常见病诊疗指南 直肠癌（中医药行业标准 2012–07–01 发布）

[19] ZYYXH/T 340–2012 中医肛肠科常见病诊疗指南 骶尾部藏毛窦（中医药行业标准 2012–07–01 发布）

[20] ZYYXH/T 341–2012 中医肛肠科常见病诊疗指南 骶尾部畸胎瘤（中医药行业标准 2012–07–01 发布）

A.2.2.2.10 中医皮肤科常见病诊疗指南

[1] ZYYXH/T 342–2012 中医皮肤科常见病诊疗指南 白疕（中医药行业标准 2012–07–01 发布）

[2] ZYYXH/T 343–2012 中医皮肤科常见病诊疗指南 白驳风（中医药行业标准 2012–07–01 发布）

[3] ZYYXH/T 344–2012 中医皮肤科常见病诊疗指南 扁瘊（中医药行业标准 2012–07–01 发布）

[4] ZYYXH/T 345–2012 中医皮肤科常见病诊疗指南 肺风粉刺（中医药行业标准 2012–07–01 发布）

[5] ZYYXH/T 346–2012 中医皮肤科常见病诊疗指南 发蛀脱发（中医药行业标准 2012–07–01 发布）

[6] ZYYXH/T 347–2012 中医皮肤科常见病诊疗指南 风热疮（中医药行业标准 2012–07–01 发布）

[7] ZYYXH/T 348–2012 中医皮肤科常见病诊疗指南 风瘙痒（中医药行业标准 2012–07–01 发布）

[8] ZYYXH/T 349–2012 中医皮肤科常见病诊疗指南 瓜藤缠（中医药行业标准 2012–08–01 发布）

[9] ZYYXH/T 350–2012 中医皮肤科常见病诊疗指南 臊疣（中医药行业标准 2012–07–01 发布）

[10] ZYYXH/T 351–2012 中医皮肤科常见病诊疗指南 顽湿聚结（中医药行业标准 2012–07–01 发布）

[11] ZYYXH/T 352–2012 中医皮肤科常见病诊疗指南 黧黑斑（中医药行业标准 2012–07–01 发布）

[12] ZYYXH/T 353–2012 中医皮肤科常见病诊疗指南 面游风（中医药行业标准 2012–07–01 发布）

[13] ZYYXH/T 354–2012 中医皮肤科常见病诊疗指南 肌痹（中医药行业标准 2012–07–01 发布）

[14] ZYYXH/T 355–2012 中医皮肤科常见病诊疗指南 蛇串疮（中医药行业标准 2012–08–01 发布）

[15] ZYYXH/T 356–2012 中医皮肤科常见病诊疗指南 牛皮癣（中医药行业标准 2012–07–01 发布）

[16] ZYYXH/T 357–2012 中医皮肤科常见病诊疗指南 阴部热疮（中医药行业标准 2012–07–01 发布）

[17] ZYYXH/T 358–2012 中医皮肤科常见病诊疗指南 湿疮（中医药行业标准 2012–07–01 发布）

[18] ZYYXH/T 359–2012 中医皮肤科常见病诊疗指南 瘾疹（中医药行业标准 2012–07–01 发布）

[19] ZYYXH/T 360–2011 中医皮肤科常见病诊疗指南 皮痹（中医药行业标准 2012–07–01 发布）

[20] ZYYXH/T 361–2012 中医皮肤科常见病诊疗指南 油风（中医药行业标准 2012–07–01 发布）

A.2.2.2.11 中医骨伤科常见病诊疗指南

[1] ZYYXH/T 372–2012 中医骨伤科常见病诊疗指南 髌骨骨折（中医药行业标准 2012–07–01 发布）

[2] ZYYXH/T 373–2012 中医骨伤科常见病诊疗指南 髌骨软骨软化症（中医药行业标准 2012–07–01 发布）

[3] ZYYXH/T 374–2012 中医骨伤科常见病诊疗指南 成人股骨头缺血性坏死（中医药行业标准 2012–07–01 发布）

[4] ZYYXH/T 375–2012 中医骨伤科常见病诊疗指南 第三腰椎横突综合征（中医药行业标准 2012–07–01 发布）

[5] ZYYXH/T 376–2012 中医骨伤科常见病诊疗指南 尺骨鹰嘴骨折（中医药行业标准 2012–07–01 发布）

[6] ZYYXH/T 377–2012 中医骨伤科常见病诊疗指南 跟骨骨折（中医药行业标准 2012–07–01 发布）

[7] ZYYXH/T 378–2012 中医骨伤科常见病诊疗指南 肩关节周围炎（中医药行业标准 2012–07–01 发布）

[8] ZYYXH/T 379–2012 中医骨伤科常见病诊疗指南 锁骨骨折（中医药行业标准 2012–09–01 发布）

[9] ZYYXH/T 380–2012 中医骨伤科常见病诊疗指南 肱骨干骨折（中医药行业标准 2012–07–01 发布）

[10] ZYYXH/T 381–2012 中医骨伤科常见病诊疗指南 肱骨内髁骨折（中医药行业标准 2012–07–01 发布）

[11] ZYYXH/T 382–2012 中医骨伤科常见病诊疗指南 肱骨内上髁炎（中医药行业标准 2012–07–01 发布）

[12] ZYYXH/T 383–2012 中医骨伤科常见病诊疗指南 肱骨外科颈骨折（中医药行业标准 2012–07–01 发布）

[13] ZYYXH/T 384–2012 中医骨伤科常见病诊疗指南 肱骨外髁骨折（中医药行业标准 2012–07–01 发布）

[14] ZYYXH/T 385–2012 中医骨伤科常见病诊疗指南 肱骨外上髁炎（中医药行业标准 2012–07–01 发布）

[15] ZYYXH/T 386–2012 中医骨伤科常见病诊疗指南 股骨干骨折（中医药行业标准 2012–07–01 发布）

[16] ZYYXH/T 387–2012 中医骨伤科常见病诊疗指南 骨性关节炎（中医药行业标准 2012–07–01 发布）

[17] ZYYXH/T 388–2012 中医骨伤科常见病诊疗指南 急性骶髂关节扭伤（中医药行业标准 2012–07–01 发布）

[18] ZYYXH/T 389–2012 中医骨伤科常见病诊疗指南 肩关节脱位（中医药行业标准 2012–07–01 发布）

[19] ZYYXH/T 390–2012 中医骨伤科常见病诊疗指南 胫腓骨骨折（中医药行业标准 2012–07–01 发布）

[20] ZYYXH/T 391–2012 中医骨伤科常见病诊疗指南 肋骨骨折（中医药行业标准 2012–07–01 发布）

[21] ZYYXH/T 392–2012 中医骨伤科常见病诊疗指南 梨状肌综合征（中医药行业标准 2012–07–01 发布）

[22] ZYYXH/T 393–2012 中医骨伤科常见病诊疗指南 尺骨上 1/3 骨折合并桡骨头脱位（中医药行业标准 2012–07–01 发布）

[23] ZYYXH/T 394–2012 中医骨伤科常见病诊疗指南 双踝骨折（中医药行业标准 2012–07–01 发布）

[24] ZYYXH/T 395–2012 中医骨伤科常见病诊疗指南 内踝骨折（中医药行业标准 2012–07–01 发布）

[25] ZYYXH/T 396–2012 中医骨伤科常见病诊疗指南 桡、尺骨干双骨折（中医药行业标准 2012–07–01 发布）

[26] ZYYXH/T 397–2012 中医骨伤科常见病诊疗指南 桡骨远端骨折（中医药行业标准 2012–07–01 发布）

[27] ZYYXH/T 398–2012 中医骨伤科常见病诊疗指南 三踝骨折（中医药行业标准 2012–07–01 发布）

[28] ZYYXH/T 399–2012 中医骨伤科常见病诊疗指南 外踝骨折（中医药行业标准 2012–07–01 发布）

[29] ZYYXH/T 400–2012 中医骨伤科常见病诊疗指南 腕管综合征（中医药行业标准 2012–07–01 发布）

[30] ZYYXH/T 401–2012 中医骨伤科常见病诊疗指南 腕舟骨骨折（中医药行业标准 2012–07–01 发布）

[31] ZYYXH/T 402–2012 中医骨伤科常见病诊疗指南 膝关节半月板损伤（中医药行业标准 2012–07–01 发布）

[32] ZYYXH/T 403–2012 中医骨伤科常见病诊疗指南 膝关节侧副韧带损伤（中医药行业标准 2012–07–01 发布）

[33] ZYYXH/T 404–2012 中医骨伤科常见病诊疗指南 膝关节滑膜皱襞综合征（中医药行业标准 2012–07–01 发布）

[34] ZYYXH/T 405–2012 中医骨伤科常见病诊疗指南 膝关节交叉韧带损伤（中医药

行业标准 2012–07–01 发布）

[35] ZYYXH/T 406–2012 中医骨伤科常见病诊疗指南 下尺桡关节脱位（中医药行业标准 2012–07–01 发布）

[36] ZYYXH/T 407–2012 中医骨伤科常见病诊疗指南 先天性髋关节脱位（中医药行业标准 2012–07–01 发布）

[37] ZYYXH/T 408–2012 中医骨伤科常见病诊疗指南 指屈肌腱腱鞘炎（中医药行业标准 2012–07–01 发布）

[38] ZYYXH/T 409–2012 中医骨伤科常见病诊疗指南 神经根型颈椎病（中医药行业标准 2012–07–01 发布）

[39] ZYYXH/T 410–2012 中医骨伤科常见病诊疗指南 腰椎管狭窄症（中医药行业标准 2012–07–01 发布）

[40] ZYYXH/T 411–2012 中医骨伤科常见病诊疗指南 急性腰骶关节扭伤（中医药行业标准 2012–07–01 发布）

[41] ZYYXH/T 412–2012 中医骨伤科常见病诊疗指南 肱骨髁上骨折（中医药行业标准 2012–07–01 发布）

[42] ZYYXH/T 413–2012 中医骨伤科常见病诊疗指南 骨盆骨折（中医药行业标准 2012–07–01 发布）

[43] ZYYXH/T 414–2012 中医骨伤科常见病诊疗指南 股骨粗隆间骨折（中医药行业标准 2012–07–01 发布）

[44] ZYYXH/T 415–2012 中医骨伤科常见病诊疗指南 股骨颈骨折（中医药行业标准 2012–07–01 发布）

A.2.2.2.12 中医整脊常见病诊疗指南

[1] ZYYXH/T417–2012 中医整脊常见病诊疗指南 急性斜颈（中医药行业标准 2012–10–13 发布）

[2] ZYYXH/T418–2012 中医整脊常见病诊疗指南 寰枢关节错位（中医药行业标准 2012–10–13 发布）

[3] ZYYXH/T419–2012 中医整脊常见病诊疗指南 钩椎关节紊乱症（中医药行业标准 2012–10–13 发布）

[4] ZYYXH/T420–2012 中医整脊常见病诊疗指南 急性颈椎间盘突出症（中医药行业标准 2012–10–13 发布）

[5] ZYYXH/T421—2012 中医整脊常见病诊疗指南 颈椎椎曲异常综合征（颈椎失稳症）（中医药行业标准 2012–10–13 发布）

[6] ZYYXH/T422–2012 中医整脊常见病诊疗指南 颈椎管狭窄症（中医药行业标准 2012–10–13 发布）

[7] ZYYXH/T423–2012 中医整脊常见病诊疗指南 颈腰椎间盘病（中医药行业标准 2012–10–13 发布）

[8] ZYYXH/T424–2012 中医整脊常见病诊疗指南 胸背肌筋膜炎（中医药行业标准

2012–10–13 发布）

[9] ZYYXH/T425–2012 中医整脊常见病诊疗指南 腰椎后关节错缝症（中医药行业标准 2012–10–13 发布）

[10] ZYYXH/T426–2012 中医整脊常见病诊疗指南 腰椎间盘突出症（中医药行业标准 2012–10–13 发布）

[11] ZYYXH/T427–2012 中医整脊常见病诊疗指南 腰椎滑脱症（中医药行业标准 2012–10–13 发布）

[12] ZYYXH/T428–2012 中医整脊常见病诊疗指南 退变性腰椎管狭窄症（中医药行业标准 2012–10–13 发布）

[13] ZYYXH/T429–2012 中医整脊常见病诊疗指南 腰骶后关节病（中医药行业标准 2012–10–13 发布）

[14] ZYYXH/T430–2012 中医整脊常见病诊疗指南 臀部皮神经卡压征（中医药行业标准 2012–10–13 发布）

[15] ZYYXH/T431–2012 中医整脊常见病诊疗指南 骶髂关节错缝症（中医药行业标准 2012–10–13 发布）

[16] ZYYXH/T432–2012 中医整脊常见病诊疗指南 颈脊源性血压异常症（中医药行业标准 2012–10–13 发布）

[17] ZYYXH/T433–2012 中医整脊常见病诊疗指南 脊源性心悸、怔忡症（中医药行业标准 2012–10–13 发布）

[18] ZYYXH/T434–2012 中医整脊常见病诊疗指南 脊源性胃肠功能紊乱症（中医药行业标准 2012–10–13 发布）

[19] ZYYXH/T435–2012 中医整脊常见病诊疗指南 脊源性月经紊乱症（中医药行业标准 2012–10–13 发布）

[20] ZYYXH/T436–2012 中医整脊常见病诊疗指南 脊源性髋膝痛（中医药行业标准 2012–10–13 发布）

[21] ZYYXH/T437–2012 中医整脊常见病诊疗指南 骶髂关节致密性骨炎（中医药行业标准 2012–10–13 发布）

[22] ZYYXH/T438–2012 中医整脊常见病诊疗指南 强直性脊柱炎椎曲异常症（中医药行业标准 2012–10–13 发布）

[23] ZYYXH/T439–2012 中医整脊常见病诊疗指南 青少年特发性脊柱侧弯症（中医药行业标准 2012–10–13 发布）

[24] ZYYXH/T440–2012 中医整脊常见病诊疗指南 脊椎骨骺软骨病（舒尔曼病）（中医药行业标准 2012–10–13 发布）

[25] ZYYXH/T441–2012 中医整脊常见病诊疗指南 骨质疏松脊椎并发症（中医药行业标准 2012–10–13 发布）

A.2.2.2.13 中医诊断疗效标准

[1] ZY/T001.1–94 中医内科病证诊断疗效标准（中医药行业标准 1994–06–28 发布）

[2]ZY/T001.2-94 中医外科病证诊断疗效标准（中医药行业标准1994-06-28 发布）

[3]ZY/T001.3-94 中医妇科病证诊断疗效标准（中医药行业标准1994-06-28 发布）

[4]ZY/T001.4-94 中医儿科病证诊断疗效标准（中医药行业标准1994-06-28 发布）

[5]ZY/T001.5-94 中医眼科病证诊断疗效标准（中医药行业标准1994-06-28 发布）

[6]ZY/T001.6-94 中医耳鼻喉科病证诊断疗效标准（中医药行业标准1994-06-28 发布）

[7]ZY/T001.7-94 中医肛肠科病证诊断疗效标准（中医药行业标准1994-06-28 发布）

[8]ZY/T001.8-94 中医皮肤科病证诊断疗效标准（中医药行业标准1994-06-28 发布）

[9]ZY/T001.9-94 中医骨伤科病证诊断疗效标准（中医药行业标准1994-06-28 发布）

A.2.2.2.14 针灸技术标准

[1]GB/T 23237-2009 腧穴定位人体测量方法（国家标准2009-02-06 发布）

[2]GB/T 30233-2013 腧穴主治（国家标准2013-12-31 发布）

A.2.2.2.15 针灸技术操作规范

[1]GB/T 21709.1-2008 针灸技术操作规范 第 1 部分：艾灸（国家标准2008-04-23 发布）

[2]GB/T 21709.2-2008 针灸技术操作规范 第 2 部分：头针（国家标准2008-04-23 发布）

[3]GB/T 21709.3-2008 针灸技术操作规范 第 3 部分：耳针（国家标准2008-04-23 发布）

[4]GB/T 21709.4-2008 针灸技术操作规范 第 4 部分：三棱针（国家标准2008-04-23 发布）

[5]GB/T 21709.5-2008 针灸技术操作规范 第 5 部分：拔罐（国家标准2008-04-23 发布）

[6]GB/T 21709.6-2008 针灸技术操作规范 第 6 部分：穴位注射（国家标准2008-04-23 发布）

[7]GB/T 21709.7-2008 针灸技术操作规范 第 7 部分：皮肤针（国家标准2008-04-23 发布）

[8]GB/T 21709.8-2008 针灸技术操作规范 第 8 部分：皮内针（国家标准2008-04-23 发布）

[9]GB/T 21709.9-2008 针灸技术操作规范 第 9 部分：穴位贴敷（国家标准2008-04-23 发布）

[10]GB/T 21709.10-2008 针灸技术操作规范 第 10 部分：穴位埋线（国家标准2008-04-23 发布）

[11]GB/T 21709.11-2009 针灸技术操作规范 第 11 部分：电针（国家标准2009-02-

06 发布）

[12]GB/T 21709.12-2009 针灸技术操作规范 第 12 部分：火针（国家标准 2009-02-06 发布）

[13]GB/T 21709.13-2013 针灸技术操作规范 第 13 部分：芒针（国家标准 2013-12-31 发布）

[14]GB/T 21709.14-2009 针灸技术操作规范 第 14 部分：鍉针（国家标准 2009-02-06 发布）

[15]GB/T 21709.15-2009 针灸技术操作规范 第 15 部分：眼针（国家标准 2009-02-06 发布）

[16]GB/T 21709.16-2013 针灸技术操作规范 第 16 部分：腹针（国家标准 2013-12-31 发布）

[17]GB/T 21709.17-2009 针灸技术操作规范 第 17 部分：鼻针（国家标准 2009-02-06 发布）

[18]GB/T 21709.18-2009 针灸技术操作规范 第 18 部分：口唇针（国家标准 2009-02-06 发布）

[19]GB/T 21709.19-2009 针灸技术操作规范 第 19 部分：腕踝针（国家标准 2009-02-06 发布）

[20]GB/T 21709.20-2009 针灸技术操作规范 第 20 部分：毫针基本刺法（国家标准 2009-02-06 发布）

[21]GB/T 21709.21-2013 针灸技术操作规范 第 21 部分：毫针基本手法（国家标准 2013-12-31 发布）

[22]GB/T 21709.22-2013 针灸技术操作规范 第 22 部分：刮痧（国家标准 2013-12-31 发布）

[23] GB/T 33414-2016 穴位贴敷用药规范（国家标准 2016-12-30 发布）

[24] GB/T 33415-2016 针灸异常情况处理（国家标准 2016-12-30 发布）

[25] ZJ/T D001-2014 针刀基本技术操作规范（中国针灸学会标准 2014-05-31 发布）

A.2.2.2.16 循证针灸临床实践指南

[1]ZJ/T E001-2014 循证针灸临床实践指南 带状疱疹（修订版）（中国针灸学会标准 2014-05-31 发布）

[2]ZJ/T E002-2014 循证针灸临床实践指南 贝尔面瘫（中国针灸学会标准 2018-10-01 发布）

[3]ZJ/T E003-2014 循证针灸临床实践指南 抑郁症（修订版）（中国针灸学会标准 2014-05-31 发布）

[4]ZJ/T E004-2014 循证针灸临床实践指南 中风后假性球麻痹（修订版）（中国针灸学会标准 2014-05-31 发布）

[5]ZJ/T E005-2014 循证针灸临床实践指南 偏头疼（修订版）（中国针灸学会标准

2014–05–31 发布）

[6]ZJ/T E007–2014 循证针灸临床实践指南 慢性便秘（中国针灸学会标准 2014–05–31 发布）

[7]ZJ/T E008–2014 循证针灸临床实践指南 腰痛（中国针灸学会标准 2014–05–31 发布）

[8]ZJ/T E009–2014 循证针灸临床实践指南 原发性痛经（中国针灸学会标准 2014–05–31 发布）

[9]ZJ/T E010–2014 循证针灸临床实践指南 坐骨神经痛（中国针灸学会标准 2018–10–01 发布）

[10]ZJ/T E011–2014 循证针灸临床实践指南 失眠（中国针灸学会标准 2014–05–31 发布）

[11]ZJ/T E012–2014 循证针灸临床实践指南 成人支气管哮喘（中国针灸学会标准 2014–05–31 发布）

[12]ZJ/T E006–2015 循证针灸临床实践指南 神经根型颈椎病（中国针灸学会标准 2015–07–10 发布）

[13]ZJ/T E013–2015 循证针灸临床实践指南 肩周炎（中国针灸学会标准 2015–07–10 发布）

[14]ZJ/T E014–2015 循证针灸临床实践指南 膝骨关节炎（中国针灸学会标准 2015–07–10 发布）

[15]ZJ/T E015–2015 循证针灸临床实践指南 慢性萎缩性胃炎（中国针灸学会标准 2015–07–10 发布）

[16]ZJ/T E016–2015 循证针灸临床实践指南 过敏性鼻炎（中国针灸学会标准 2015–07–10 发布）

[17]ZJ/T E017–2015 循证针灸临床实践指南 突发性耳聋（中国针灸学会标准 2015–07–10 发布）

[18]ZJ/T E018–2015 循证针灸临床实践指南 原发性三叉神经痛 （中国针灸学会标准 2015–07–10 发布）

[19]ZJ/T E019–2015 循证针灸临床实践指南 糖尿病周围神经病变（中国针灸学会标准 2015–07–10 发布）

[20]ZJ/T E020–2015 循证针灸临床实践指南 单纯性肥胖（中国针灸学会标准 2015–07–10 发布）

[21] T/CAAM 0005–2019 循证针灸临床实践指南 痞满（中国针灸学会团体标准 2019–11–13 发布）

[22] T/CAAM 0006–2019 循证针灸临床实践指南 胁痛（中国针灸学会团体标准 2019–11–13 发布）

[23] T/CAAM 0007–2019 循证针灸临床实践指南 腱鞘炎所致疼痛（中国针灸学会团体标准 2019–11–13 发布）

[24] T/CAAM 0008-2019 循证针灸临床实践指南 下肢静脉曲张所致疼痛（中国针灸学会团体标准 2019-11-13 发布）

[25] T/CAAM 0009-2019 循证针灸临床实践指南 术后尿潴留（中国针灸学会团体标准 2019-11-13 发布）

[26] T/CAAM 0010-2019 循证针灸临床实践指南 目赤痛（中国针灸学会团体标准 2019-11-13 发布）

[27] T/CAAM 0011-2019 循证针灸临床实践指南 踝扭伤后疼痛（中国针灸学会团体标准 2019-11-13 发布）

[28] T/CAAM 0012-2019 循证针灸临床实践指南 牙痛（中国针灸学会团体标准 2019-11-13 发布）

[29] T/CAAM 0013-2019 循证针灸临床实践指南 艾灸疗法（中国针灸学会团体标准 2019-11-13 发布）

[30] T/CAAM 0014-2019 循证针灸临床实践指南 火针疗法（中国针灸学会团体标准 2019-11-13 发布）

[31] T/CAAM 0015-2019 循证针灸临床实践指南 拔罐疗法（中国针灸学会团体标准 2019-11-13 发布）

[32] T/CAAM 0016-2019 循证针灸临床实践指南 刺络放血疗法（中国针灸学会团体标准 2019-11-13 发布）

[33] T/CAAM 0016-2019 循证针灸临床实践指南 针刀疗法（中国针灸学会团体标准 2019-11-13 发布）

[34] T/CAAM 0021-2019 循证针灸临床实践指南 电针疗法（中国针灸学会团体标准 2019-12-11 发布）

[35] T/CAAM 0022-2019 循证针灸临床实践指南 穴位贴敷疗法（中国针灸学会团体标准 2019-12-11 发布）

A.2.2.3 中医护理技术类

A.2.2.3.1 中医基础护理操作技术类

[1] ZYYXH/T 1.15-2006 中医护理常规 技术操作规程 中医分级护理（中医药行业标准 2006-10-01 发布）

[2] ZYYXH/T 1.16-2006 中医护理常规 技术操作规程 中医护理技术操作规程（中医药行业标准 2006-10-01 发布）

[3] ZYYXH/T 1.17-2006 中医护理常规 技术操作规程 中医护理文件书写规范（中医药行业标准 2006-10-01 发布）

[4] ZYYXH/T 1.18-2006 中医护理常规 技术操作规程 中医护理人员职责、工作制度及质量要求（中医药行业标准 2006-10-01 发布）

A.2.2.3.2 中医专科护理常规技术类

[1] ZYYXH/T 1.1-2006 中医护理常规 技术操作规程 中医内科急症护理常规（中医药行业标准 2006-10-01 发布）

[2] ZYYXH/T 1.2–2006 中医护理常规 技术操作规程 中医内科护理常规（中医药行业标准 2006–10–01 发布）

[3] ZYYXH/T 1.3–2006 中医护理常规 技术操作规程 中医外科护理常规（中医药行业标准 2006–10–01 发布）

[4] ZYYXH/T 1.4–2006 中医护理常规 技术操作规程 中医妇科护理常规（中医药行业标准 2006–10–01 发布）

[5] ZYYXH/T 1.5–2006 中医护理常规 技术操作规程 中医儿科护理常规（中医药行业标准 2006–10–01 发布）

[6] ZYYXH/T 1.6–2006 中医护理常规 技术操作规程 中医肛肠科护理常规（中医药行业标准 2006–10–01 发布）

[7] ZYYXH/T 1.7–2006 中医护理常规 技术操作规程 中医皮肤科护理常规（中医药行业标准 2006–10–01 发布）

[8] ZYYXH/T 1.8–2006 中医护理常规 技术操作规程 中医骨伤科护理常规（中医药行业标准 2006–10–01 发布）

[9] ZYYXH/T 1.9–2006 中医护理常规 技术操作规程 中医眼科护理常规（中医药行业标准 2006–10–01 发布）

[10] ZYYXH/T 1.10–2006 中医护理常规 技术操作规程 中医耳鼻喉科护理常规（中医药行业标准 2006–10–01 发布）

[11] ZYYXH/T 1.11–2006 中医护理常规 技术操作规程 中医口腔科护理常规（中医药行业标准 2006–10–01 发布）

[12] ZYYXH/T 1.12–2006 中医护理常规 技术操作规程 中医针灸科护理常规（中医药行业标准 2006–10–01 发布）

[13] ZYYXH/T 1.13–2006 中医护理常规 技术操作规程 中医肿瘤科护理常规（中医药行业标准 2006–10–01 发布）

[14] ZYYXH/T 1.14–2006 中医护理常规 技术操作规程 中医传染病科护理常规（中医药行业标准 2006–10–01 发布）

A.2.2.4 中医养生预防技术类

A.2.2.4.1 中医养生预防共性技术类

[1] ZYYXH/T 2–2006 亚健康中医临床指南（中医药行业标准 2006–10–01 发布）

A.2.2.4.2 中医养生保健技术操作规范

[1] ZYYXH/T 158–2010 中医养生保健技术操作规范 保健拔罐（中医药行业标准 2010–02–08 发布）

[2] ZYYXH/T 159–2010 中医养生保健技术操作规范 保健刮痧（中医药行业标准 2010–02–08 发布）

[3] ZYYXH/T 160–2010 中医养生保健技术操作规范 气色形态手诊（中医药行业标准 2010–02–08 发布）

[4] ZYYXH/T 161–2010 中医养生保健技术操作规范 手部保健按摩（中医药行业标

准 2010-03-08 发布）

[5] ZYYXH/T 162-2010 中医养生保健技术操作规范 头部保健按摩（中医药行业标准 2010-02-08 发布）

[6] ZYYXH/T 163-2010 中医养生保健技术操作规范 耳部保健按摩（中医药行业标准 2010-02-08 发布）

[7] ZYYXH/T 164-2010 中医养生保健技术操作规范 脊背保健按摩（中医药行业标准 2010-02-08 发布）

[8] ZYYXH/T 165-2010 中医养生保健技术操作规范 足浴保健（中医药行业标准 2010-02-08 发布）

[9] ZYYXH/T 166-2010 中医养生保健技术操作规范 足反射区保健按摩（中医药行业标准 2010-02-08 发布）

[10] ZYYXH/T 167-2010 中医养生保健技术操作规范 中药药浴保健（中医药行业标准 2010-02-08 发布）

[11] ZYYXH/T 168-2010 中医养生保健技术操作规范 藏药药浴保健（中医药行业标准 2010-02-08 发布）

[12] ZYYXH/T169-2010 中医养生保健技术操作规范 脊柱推拿（中医药行业标准 2010-12-23 发布）

[13] ZYYXH\T170-2010 中医养生保健技术操作规范 全身推拿（中医药行业标准 2010-12-23 发布）

[14] ZYYXH\T171-2010 中医养生保健技术操作规范 少儿推拿（中医药行业标准 2010-12-23 发布）

[15] ZYYXH\T172-2010 中医养生保健技术操作规范 膏方（中医药行业标准 2010-12-23 发布）

[16] ZYYXH\T173-2010 中医养生保健技术操作规范 砭术（中医药行业标准 2010-12-23 发布）

[17] ZYYXH\T174-2010 中医养生保健技术操作规范 艾灸（中医药行业标准 2010-12-23 发布）

[18] ZYYXH\T175-2010 中医养生保健技术操作规范 药酒（中医药行业标准 2010-12-23 发布）

[19] ZYYXH\T176-2010 中医养生保健技术操作规范 穴位贴敷（中医药行业标准 2010-12-23 发布）

A.2.2.4.3 中医治未病系列标准

[1] T/CACM 1066.1-2018 中医治未病标准化工作指南 第 1 部分：总则（中华中医药学会团体标准 2018-09-17 发布）

[2] T/CACM 1066.2-2018 中医治未病标准化工作指南 第 2 部分：标准体系（中华中医药学会团体标准 2018-09-17 发布）

[3] T/CACM 1066.3-2018 中医治未病标准化工作指南 第 3 部分：编制通则（中华

中医药学会团体标准 2018–09–17 发布）

[4] T/CACM 1066.4–2018 中医治未病标准化工作指南 第 4 部分：编写要求（中华中医药学会团体标准 2018–09–17 发布）

[5] T/CACM 1066.5–2018 中医治未病标准化工作指南 第 5 部分：指南实施及一致性测试（中华中医药学会团体标准 2018–09–17 发布）

[6] T/CACM 1066.6–2018 中医治未病标准化工作指南 第 6 部分：指南评价（中华中医药学会团体标准 2018–09–17 发布）

[7] T/CACM 004.1–2018 中医治未病信息数据元目录（中华中医药学会团体标准 2018–09–17 发布）

[8] T/CACM 004.2–2018 中医治未病信息数据元值域代码（中华中医药学会团体标准 2018–09–17 发布）

[9] T/CACM 1069–2018 中医健康体检服务规范（中华中医药学会团体标准 2018–09–17 发布）

[10] T/CACM 1070–2018 中医治未病服务记录书写规范（中华中医药学会团体标准 2018–09–17 发布）

[11] T/CACM 1071–2018 中医养生保健机构功能性分区服务流程规范（中华中医药学会团体标准 2018–09–17 发布）

[12] T/CACM 1072–2018 中医养生保健机构服务评价规范（中华中医药学会团体标准 2018–09–17 发布）

[13] T/CACM 1073–2018 中医健康管理云平台系统建设规范（中华中医药学会团体标准 2018–09–17 发布）

[14] T/CACM 1075–2018 中医治未病技术操作规范 – 艾灸（中华中医药学会团体标准 2018–09–17 发布）

[15] T/CACM 1076–2018 中医治未病技术操作规范 – 熏洗（中华中医药学会团体标准 2018–09–17 发布）

[16] T/CACM 1077–2018 中医治未病技术操作规范 – 针刺（中华中医药学会团体标准 2018–09–17 发布）

[17] T/CACM 1079–2018 中医治未病技术操作规范 – 脏腑推拿（中华中医药学会团体标准 2018–09–17 发布）

[18] T/CACM 1080–2018 中医治未病技术操作规范 – 脊柱推拿（中华中医药学会团体标准 2018–09–17 发布）

[19] T/CACM 1081–2018 中医治未病技术操作规范 – 经络点穴推拿（中华中医药学会团体标准 2018–09–17 发布）

[20] T/CACM 1082–2018 中医治未病技术操作规范 – 小儿推拿（中华中医药学会团体标准 2018–09–17 发布）

[21] T/CACM 1083–2018 中医治未病技术操作规范 – 导引八法（中华中医药学会团体标准 2018–09–17 发布）

[22] T/CACM 1084-2018 中医治未病技术操作规范 – 项七针（中华中医药学会团体标准 2018-09-17 发布）

[23] T/CACM 1085-2018 中医治未病技术操作规范 – 调神益智针法防治血管性认知障碍（中华中医药学会团体标准 2018-09-17 发布）

[24] T/CACM 1086-2018 中医治未病技术操作规范 – 高血压保健按摩操（中华中医药学会团体标准 2018-09-17 发布）

[25] T/CACM 1087-2018 中医治未病技术操作规范 – 肩周操（中华中医药学会团体标准 2018-09-17 发布）

[26] T/CACM 1088-2018 中医治未病技术操作规范 – 耳穴（中华中医药学会团体标准 2018-09-17 发布）

[27] T/CACM 1089-2018 中医治未病技术操作规范 – 电导法穴位测评（中华中医药学会团体标准 2018-09-17 发布）

[28] T/CACM 1090-2018 中医治未病技术操作规范 – 穴位贴敷（中华中医药学会团体标准 2018-09-17 发布）

[29] T/CACM 1091-2018 中医治未病技术操作规范 – 春秋分穴位贴敷干预尪痹（中华中医药学会团体标准 2018-09-17 发布）

[30] T/CACM 1092-2018 中医治未病技术操作规范 – 远红外成像面瘫病监测技术规范（中华中医药学会团体标准 2018-09-17 发布）

[31] T/CACM 1093-2018 中医治未病技术操作规范 – 脐疗养生（中华中医药学会团体标准 2018-09-17 发布）

[32] T/CACM 1094-2018 中医治未病技术操作规范 – 脐火疗法（中华中医药学会团体标准 2018-09-17 发布）

[33] T/CACM 1095-2018 中医治未病技术操作规范 – 中药蒸气浴（中华中医药学会团体标准 2018-09-17 发布）

[34] T/CACM 1096-2018 中医治未病技术操作规范 – 熏蒸（中华中医药学会团体标准 2018-09-17 发布）

[35] T/CACM 1097-2018 中医治未病技术操作规范 – 体质调理（中华中医药学会团体标准 2018-09-17 发布）

[36] T/CACM 1098-2018 中医治未病技术操作规范 – 隔药饼灸（中华中医药学会团体标准 2018-09-17 发布）

[37] T/CACM 1099-2018 中医治未病技术操作规范 – 隔药灸干预原发性痛经（中华中医药学会团体标准 2018-09-17 发布）

[38] T/CACM 1100-2018 中医治未病技术操作规范 – 六步奶结疏通法干预积乳症（中华中医药学会团体标准 2018-09-17 发布）

[39] T/CACM 1107-2018 中医治未病实践指南 – 亚健康中医干预（中华中医药学会团体标准 2018-09-17 发布）

[40] T/CACM 1108-2018 中医治未病实践指南 – 亚健康心理障碍（中华中医药学会

团体标准 2018-09-17 发布）

[41] T/CACM 1109-2018 中医治未病实践指南 – 亚健康睡眠紊乱状态（中华中医药学会团体标准 2018-09-17 发布）

[42] T/CACM 1110-2018 中医治未病实践指南 – 亚健康疲劳状态（中华中医药学会团体标准 2018-09-17 发布）

[43] T/CACM 1111-2018 中医治未病实践指南 – 产后体质偏颇状态调理（中华中医药学会团体标准 2018-09-17 发布）

[44] T/CACM 1112-2018 中医治未病实践指南 – 女性生理周期调养（中华中医药学会团体标准 2018-09-17 发布）

[45] T/CACM 1113-2018 中医治未病实践指南 – 超重状态调治（中华中医药学会团体标准 2018-09-17 发布）

[46] T/CACM 1114-2018 中医治未病实践指南 – 药茶调理偏颇体质（中华中医药学会团体标准 2018-09-17 发布）

[47] T/CACM 1115-2018 中医治未病实践指南 – 糖尿病足高危人群（中华中医药学会团体标准 2018-09-17 发布）

[48] T/CACM 1116-2018 中医治未病实践指南 – 血浊病易发人群（中华中医药学会团体标准 2018-09-17 发布）

[49] T/CACM 1117-2018 中医治未病实践指南 – 胃食管反流高危人群（中华中医药学会团体标准 2018-09-17 发布）

[50] T/CACM 1118-2018 中医治未病实践指南 – 慢乙肝病毒携带者（中华中医药学会团体标准 2018-09-17 发布）

[51] T/CACM 1118-2018 中医治未病实践指南 – 六字诀养生功干预慢性阻塞性肺疾病（中华中医药学会团体标准 2018-09-17 发布）

A.2.2.4.4 针灸养生保健服务规范

[1] T/CAAM 0001-2019 针灸养生保健服务规范 – 艾灸（中国针灸学会团体标准 2019-11-13 发布）

[2] T/CAAM 0002-2019 针灸养生保健服务规范 – 拔罐（中国针灸学会团体标准 2019-11-13 发布）

[3] T/CAAM 0003-2019 针灸养生保健服务规范 – 刮痧（中国针灸学会团体标准 2019-11-13 发布）

[4] T/CAAM 0004-2019 针灸养生保健服务规范 – 脐贴（中国针灸学会团体标准 2019-11-13 发布）

A.2.3 中药技术类

A.2.3.1 中药通用技术类
未检索到已发布的标准。

A.2.3.2 中药材资源技术类

[1] ZGZYXH/T 2-9-2015 药用植物资源调查技术规范（中国中药协会标准 2015-11-30 发布）

A.2.3.3 中药生产技术类

[1] T/CATCM 002-2017 白芍（亳白芍）采收与产地初加工技术规范（中国中药协会团体标准 2017-03-28 发布）

[2] T/CATCM 003-2018 当归（鲜制）技术规范（中国中药协会团体标准 2018-10-20 发布）

[3] T/CATCM 004-2018 黄芪（鲜制）无硫加工技术规范（中国中药协会团体标准 2018-10-20 发布）

[4] T/CATCM 005-2018 党参（鲜制）无硫加工技术规范（中国中药协会团体标准 2018-10-20 发布）

[5] T/CIATCM 025-2019 中药煎药管理与质量控制系统建设指南（中国中医药信息学会团体标准 2019-03-20 发布）

[6] SB/T 11183-2017 中药材产地加工技术规范（中华人民共和国国内贸易行业标准 2017-01-13 发布）

A.2.3.4 中药商品流通技术类

[1] SB/T11182-2017 中药材包装技术规范（中华人民共和国国内贸易行业标准 2017-01-13 发布）

[2] T/CATCM 004-2017 中药材及饮片防霉变储藏规范通则（中国中药协会团体标准 2017-12-06 发布）

A.2.3.5 中药研发技术类

[1] T/CACM 010.1-2016 中药分子鉴定通则 第 1 部分：中药材与中药饮片（中华中医药学会团体标准 2016-12-02 发布）

[2] T/CACM 010.2-2016 中药分子鉴定通则 第 2 部分：中药提取物与中成药（中华中医药学会团体标准 2016-12-02 发布）

[3] T/CACM 010.3-2016 中药分子鉴定通则第 3 部分：中药材种子种苗（中华中医药学会团体标准 2016-12-02 发布）

A.2.3.6 中药临床应用技术类

未检索到已发布的标准。

A.2.3.7 中药非临床应用技术类

[1]ZGYS/T 001—2010 中国药膳制作及从业资质基本要求（中国药膳研究会标准 2010-07-23 发布）

A.2.3.8 其他中药技术类

A.2.3.8.1 中药材质量检测标准

[1]SN/T 1957-2007 进出口中药材及其制品中五氯硝基苯残留量检测方法 气相色谱 - 质谱法（中华人民共和国出入境检验检疫行业标准 2007-8-6 发布）

[2]SN/T 4653-2016 出口中药材中氨基甲酸酯类农药残留量的检测方法 液相色谱 –质谱 / 质谱法（中华人民共和国出入境检验检疫行业标准 2016-08-23 发布）

[3]SN/T 4604-2016 进出口中药材中真菌毒素的测定（中华人民共和国出入境检验检疫行业标准 2016-08-23 发布）

[4]SN/T 4458-2016 出口中药材微生物学检验（中华人民共和国出入境检验检疫行业标准 2016-03-09 发布）

[5]SN/T 4894-2017 进境动物源性中药材指定企业检疫技术规范（中华人民共和国出入境检验检疫行业标准 2017-08-29 发布）

[6] T/CATCM 001-2018 无公害人参药材及饮片农药残留与重金属及有害元素限量（中国中药协会团体标准 2018-05-07 发布）

[7] T/CATCM 003-2017 无公害三七药材及饮片的农药残留与重金属及有害元素残留限量（中国中药协会团体标准 2017-03-28 发布）

A.2.3.9 中药材等级评价标准

[1] SB/T 11173-2016 中药材商品规格等级通则（中华人民共和国国内贸易行业标准 2016-09-18 发布）

[2] SB/T 11174.1-2016 中药材商品规格等级 第 1 部分：白术（中华人民共和国国内贸易行业标准 2016-09-18 发布）

[3] SB/T 11174.2-2016 中药材商品规格等级 第 2 部分：太子参（中华人民共和国国内贸易行业标准 2016-09-18 发布）

[4] SB/T 11174.3-2016 中药材商品规格等级 第 3 部分：三七（中华人民共和国国内贸易行业标准 2016-09-18 发布）

[5] SB/T 11174.4-2016 中药材商品规格等级 第 4 部分：厚朴（中华人民共和国国内贸易行业标准 2016-09-18 发布）

[6] SB/T 11174.5-2016 中药材商品规格等级 第 5 部分：大黄（中华人民共和国国内贸易行业标准 2016-09-18 发布）

[7] T/CACM 1021.1-2016 中药材商品规格等级 标准编制通则（中华中医药学会团体标准 2016-03-01 发布）

[8] T/CACM 1021.2-2018 中药材商品规格等级 人参（中华中医药学会团体标准 2018-12-03 发布）

[9] T/CACM 1021.3-2018 中药材商品规格等级 西洋参（中华中医药学会团体标准 2018-12-03 发布）

[10] T/CACM 1021.4-2018 中药材商品规格等级 黄芪（中华中医药学会团体标准 2018-12-03 发布）

[11] T/CACM 1021.5-2018 中药材商品规格等级 当归（中华中医药学会团体标准 2018-12-03 发布）

[12] T/CACM 1021.6-2018 中药材商品规格等级 甘草（中华中医药学会团体标准 2018-12-03 发布）

[13] T/CACM 1021.7–2018 中药材商品规格等级 丹参（中华中医药学会团体标准 2018–12–03 发布）

[14] T/CACM 1021.8–2018 中药材商品规格等级 党参（中华中医药学会团体标准 2018–12–03 发布）

[15] T/CACM 1021.9–2018 中药材商品规格等级 天麻（中华中医药学会团体标准 2018–12–03 发布）

[16] T/CACM 1021.10–2018 中药材商品规格等级 金银花（中华中医药学会团体标准 2018–12–03 发布）

[17] T/CACM 1021.11–2018 中药材商品规格等级 灵芝（中华中医药学会团体标准 2018–12–03 发布）

[18] T/CACM 1021.12–2018 中药材商品规格等级 铁皮石斛（中华中医药学会团体标准 2018–12–03 发布）

[19] T/CACM 1021.13–2018 中药材商品规格等级 茯苓（中华中医药学会团体标准 2018–12–03 发布）

[20] T/CACM 1021.14–2018 中药材商品规格等级 牡丹皮（中华中医药学会团体标准 2018–12–03 发布）

[21] T/CACM 1021.15–2018 中药材商品规格等级 红花（中华中医药学会团体标准 2018–12–03 发布）

[22] T/CACM 1021.16–2018 中药材商品规格等级 山楂（中华中医药学会团体标准 2018–12–03 发布）

[23] T/CACM 1021.17–2018 中药材商品规格等级 山药（中华中医药学会团体标准 2018–12–03 发布）

[24] T/CACM 1021.18–2018 中药材商品规格等级 黄芩（中华中医药学会团体标准 2018–12–03 发布）

[25] T/CACM 1021.19–2018 中药材商品规格等级 白芷（中华中医药学会团体标准 2018–12–03 发布）

[26] T/CACM 1021.20–2018 中药材商品规格等级 砂仁（中华中医药学会团体标准 2018–12–03 发布）

[27] T/CACM 1021.21–2018 中药材商品规格等级 百合（中华中医药学会团体标准 2018–12–03 发布）

[28] T/CACM 1021.22–2018 中药材商品规格等级 淫羊藿（中华中医药学会团体标准 2018–12–03 发布）

[29] T/CACM 1021.23–2018 中药材商品规格等级 羌活（中华中医药学会团体标准 2018–12–03 发布）

[30] T/CACM 1021.24–2018 中药材商品规格等级 浙贝母（中华中医药学会团体标准 2018–12–03 发布）

[31] T/CACM 1021.25–2018 中药材商品规格等级 杜仲（中华中医药学会团体标准

2018-12-03 发布）

[32] T/CACM 1021.26-2018 中药材商品规格等级 防风（中华中医药学会团体标准 2018-12-03 发布）

[33] T/CACM 1021.27-2018 中药材商品规格等级 地黄（中华中医药学会团体标准 2018-12-03 发布）

[34] T/CACM 1021.28-2018 中药材商品规格等级 薄荷（中华中医药学会团体标准 2018-12-03 发布）

[35] T/CACM 1021.29-2018 中药材商品规格等级 栀子（中华中医药学会团体标准 2018-12-03 发布）

[36] T/CACM 1021.30-2018 中药材商品规格等级 枳壳（中华中医药学会团体标准 2018-12-03 发布）

[37] T/CACM 1021.31-2018 中药材商品规格等级 黄连（中华中医药学会团体标准 2018-12-03 发布）

[38] T/CACM 1021.32-2018 中药材商品规格等级 川贝母（中华中医药学会团体标准 2018-12-03 发布）

[39] T/CACM 1021.33-2018 中药材商品规格等级 冬虫夏草（中华中医药学会团体标准 2018-12-03 发布）

[40] T/CACM 1021.34-2018 中药材商品规格等级 黄精（中华中医药学会团体标准 2018-12-03 发布）

[41] T/CACM 1021.35-2018 中药材商品规格等级 麦芽（中华中医药学会团体标准 2018-12-03 发布）

[42] T/CACM 1021.36-2018 中药材商品规格等级 芡实（中华中医药学会团体标准 2018-12-03 发布）

[43] T/CACM 1021.37-2018 中药材商品规格等级 连翘（中华中医药学会团体标准 2018-12-03 发布）

[44] T/CACM 1021.38-2018 中药材商品规格等级 远志（中华中医药学会团体标准 2018-12-03 发布）

[45] T/CACM 1021.39-2018 中药材商品规格等级 肉苁蓉（中华中医药学会团体标准 2018-12-03 发布）

[46] T/CACM 1021.40-2018 中药材商品规格等级 玄参（中华中医药学会团体标准 2018-12-03 发布）

[47] T/CACM 1021.41-2018 中药材商品规格等级 泽泻（中华中医药学会团体标准 2018-12-03 发布）

[48] T/CACM 1021.42-2018 中药材商品规格等级 五味子（中华中医药学会团体标准 2018-12-03 发布）

[49] T/CACM 1021.43-2018 中药材商品规格等级 牛膝（中华中医药学会团体标准 2018-12-03 发布）

[50] T/CACM 1021.44-2018 中药材商品规格等级 辛夷（中华中医药学会团体标准 2018-12-03 发布）

[51] T/CACM 1021.45-2018 中药材商品规格等级 艾叶（中华中医药学会团体标准 2018-12-03 发布）

[52] T/CACM 1021.46-2018 中药材商品规格等级 桂枝（中华中医药学会团体标准 2018-12-03 发布）

[53] T/CACM 1021.47-2018 中药材商品规格等级 枳实（中华中医药学会团体标准 2018-12-03 发布）

[54] T/CACM 1021.48-2018 中药材商品规格等级 青皮（中华中医药学会团体标准 2018-12-03 发布）

[55] T/CACM 1021.49-2018 中药材商品规格等级 山茱萸（中华中医药学会团体标准 2018-12-03 发布）

[56] T/CACM 1021.50-2018 中药材商品规格等级 枸杞子（中华中医药学会团体标准 2018-12-03 发布）

[57] T/CACM 1021.51-2018 中药材商品规格等级 川芎（中华中医药学会团体标准 2018-12-03 发布）

[58] T/CACM 1021.52-2018 中药材商品规格等级 桃仁（中华中医药学会团体标准 2018-12-03 发布）

[59] T/CACM 1021.53-2018 中药材商品规格等级 薏苡仁（中华中医药学会团体标准 2018-12-03 发布）

[60] T/CACM 1021.54-2018 中药材商品规格等级 黄柏（中华中医药学会团体标准 2018-12-03 发布）

[61] T/CACM 1021.55-2018 中药材商品规格等级 白芍（中华中医药学会团体标准 2018-12-03 发布）

[62] T/CACM 1021.56-2018 中药材商品规格等级 苍术（中华中医药学会团体标准 2018-12-03 发布）

[63] T/CACM 1021.57-2018 中药材商品规格等级 赤芍（中华中医药学会团体标准 2018-12-03 发布）

[64] T/CACM 1021.58-2018 中药材商品规格等级 鹿茸（中华中医药学会团体标准 2018-12-03 发布）

[65] T/CACM 1021.59-2018 中药材商品规格等级 沉香（中华中医药学会团体标准 2018-12-03 发布）

[66] T/CACM 1021.60-2018 中药材商品规格等级 木瓜（中华中医药学会团体标准 2018-12-03 发布）

[67] T/CACM 1021.61-2018 中药材商品规格等级 僵蚕（中华中医药学会团体标准 2018-12-03 发布）

[68] T/CACM 1021.62-2018 中药材商品规格等级 姜黄（中华中医药学会团体标准

2018-12-03 发布）

[69] T/CACM 1021.63-2018 中药材商品规格等级 西红花（中华中医药学会团体标准 2018-12-03 发布）

[70] T/CACM 1021.64-2018 中药材商品规格等级 莲子（中华中医药学会团体标准 2018-12-03 发布）

[71] T/CACM 1021.65-2018 中药材商品规格等级 化橘红（中华中医药学会团体标准 2018-12-03 发布）

[72] T/CACM 1021.66-2018 中药材商品规格等级 肉桂（中华中医药学会团体标准 2018-12-03 发布）

[73] T/CACM 1021.67-2018 中药材商品规格等级 葛根（中华中医药学会团体标准 2018-12-03 发布）

[74] T/CACM 1021.68-2018 中药材商品规格等级 苦杏仁（中华中医药学会团体标准 2018-12-03 发布）

[75] T/CACM 1021.69-2018 中药材商品规格等级 玫瑰花（中华中医药学会团体标准 2018-12-03 发布）

[76] T/CACM 1021.70-2018 中药材商品规格等级 酸枣仁（中华中医药学会团体标准 2018-12-03 发布）

[77] T/CACM 1021.71-2018 中药材商品规格等级 柴胡（中华中医药学会团体标准 2018-12-03 发布）

[78] T/CACM 1021.72-2018 中药材商品规格等级 巴戟天（中华中医药学会团体标准 2018-12-03 发布）

[79] T/CACM 1021.73-2018 中药材商品规格等级 木香（中华中医药学会团体标准 2018-12-03 发布）

[80] T/CACM 1021.74-2018 中药材商品规格等级 前胡（中华中医药学会团体标准 2018-12-03 发布）

[81] T/CACM 1021.75-2018 中药材商品规格等级 吴茱萸（中华中医药学会团体标准 2018-12-03 发布）

[82] T/CACM 1021.76-2018 中药材商品规格等级 秦艽（中华中医药学会团体标准 2018-12-03 发布）

[83] T/CACM 1021.77-2018 中药材商品规格等级 菟丝子（中华中医药学会团体标准 2018-12-03 发布）

[84] T/CACM 1021.78-2018 中药材商品规格等级 北沙参（中华中医药学会团体标准 2018-12-03 发布）

[85] T/CACM 1021.79-2018 中药材商品规格等级 何首乌（中华中医药学会团体标准 2018-12-03 发布）

[86] T/CACM 1021.80-2018 中药材商品规格等级 知母（中华中医药学会团体标准 2018-12-03 发布）

[87] T/CACM 1021.81–2018 中药材商品规格等级 五倍子（中华中医药学会团体标准 2018–12–03 发布）

[88] T/CACM 1021.82–2018 中药材商品规格等级 降香（中华中医药学会团体标准 2018–12–03 发布）

[89] T/CACM 1021.83–2018 中药材商品规格等级 益智（中华中医药学会团体标准 2018–12–03 发布）

[90] T/CACM 1021.84–2018 中药材商品规格等级 莪术（中华中医药学会团体标准 2018–12–03 发布）

[91] T/CACM 1021.85–2018 中药材商品规格等级 草豆蔻（中华中医药学会团体标准 2018–12–03 发布）

[92] T/CACM 1021.86–2018 中药材商品规格等级 豆蔻（中华中医药学会团体标准 2018–12–03 发布）

[93] T/CACM 1021.87–2018 中药材商品规格等级 高良姜（中华中医药学会团体标准 2018–12–03 发布）

[94] T/CACM 1021.88–2018 中药材商品规格等级 广藿香（中华中医药学会团体标准 2018–12–03 发布）

[95] T/CACM 1021.89–2018 中药材商品规格等级 鸡内金（中华中医药学会团体标准 2018–12–03 发布）

[96] T/CACM 1021.90–2018 中药材商品规格等级 牡蛎（中华中医药学会团体标准 2018–12–03 发布）

[97] T/CACM 1021.91–2018 中药材商品规格等级 干姜（中华中医药学会团体标准 2018–12–03 发布）

[98] T/CACM 1021.92–2018 中药材商品规格等级 独活（中华中医药学会团体标准 2018–12–03 发布）

[99] T/CACM 1021.93–2018 中药材商品规格等级 款冬花（中华中医药学会团体标准 2018–12–03 发布）

[100] T/CACM 1021.94–2018 中药材商品规格等级 蜈蚣（中华中医药学会团体标准 2018–12–03 发布）

[101] T/CACM 1021.95–2018 中药材商品规格等级 乌梢蛇（中华中医药学会团体标准 2018–12–03 发布）

[102] T/CACM 1021.96–2018 中药材商品规格等级 郁金（中华中医药学会团体标准 2018–12–03 发布）

[103] T/CACM 1021.97–2018 中药材商品规格等级 白及（中华中医药学会团体标准 2018–12–03 发布）

[104] T/CACM 1021.98–2018 中药材商品规格等级 百部（中华中医药学会团体标准 2018–12–03 发布）

[105] T/CACM 1021.99–2018 中药材商品规格等级 陈皮（中华中医药学会团体标准

2018-12-03 发布）

[106] T/CACM 1021.100-2018 中药材商品规格等级 半夏（中华中医药学会团体标准 2018-12-03 发布）

[107] T/CACM 1021.101-2018 中药材商品规格等级 延胡索（中华中医药学会团体标准 2018-12-03 发布）

[108] T/CACM 1021.102-2018 中药材商品规格等级 甘松（中华中医药学会团体标准 2018-12-03 发布）

[109] T/CACM 1021.103-2018 中药材商品规格等级 地龙（中华中医药学会团体标准 2018-12-03 发布）

[110] T/CACM 1021.104-2018 中药材商品规格等级 水蛭（中华中医药学会团体标准 2018-12-03 发布）

[111] T/CACM 1021.105-2018 中药材商品规格等级 全蝎（中华中医药学会团体标准 2018-12-03 发布）

[112] T/CACM 1021.106-2018 中药材商品规格等级 土鳖虫（中华中医药学会团体标准 2018-12-03 发布）

[113] T/CACM 1021.107-2018 中药材商品规格等级 白鲜皮（中华中医药学会团体标准 2018-12-03 发布）

[114] T/CACM 1021.108-2018 中药材商品规格等级 锁阳（中华中医药学会团体标准 2018-12-03 发布）

[115] T/CACM 1021.109-2018 中药材商品规格等级 香附（中华中医药学会团体标准 2018-12-03 发布）

[116] T/CACM 1021.110-2018 中药材商品规格等级 天冬（中华中医药学会团体标准 2018-12-03 发布）

[117] T/CACM 1021.111-2018 中药材商品规格等级 鸡血藤（中华中医药学会团体标准 2018-12-03 发布）

[118] T/CACM 1021.112-2018 中药材商品规格等级 山豆根（中华中医药学会团体标准 2018-12-03 发布）

[119] T/CACM 1021.113-2018 中药材商品规格等级 石斛（中华中医药学会团体标准 2018-12-03 发布）

[120] T/CACM 1021.114-2018 中药材商品规格等级 重楼（中华中医药学会团体标准 2018-12-03 发布）

[121] T/CACM 1021.115-2018 中药材商品规格等级 菊花（中华中医药学会团体标准 2018-12-03 发布）

[122] T/CACM 1021.116-2018 中药材商品规格等级 桔梗（中华中医药学会团体标准 2018-12-03 发布）

[123] T/CACM 1021.117-2018 中药材商品规格等级 夏枯草（中华中医药学会团体标准 2018-12-03 发布）

[124] T/CACM 1021.118–2018 中药材商品规格等级 刺五加（中华中医药学会团体标准 2018–12–03 发布）

[125] T/CACM 1021.119–2018 中药材商品规格等级 川楝子（中华中医药学会团体标准 2018–12–03 发布）

[126] T/CACM 1021.120–2018 中药材商品规格等级 石膏（中华中医药学会团体标准 2018–12–03 发布）

[127] T/CACM 1021.121–2018 中药材商品规格等级 牛蒡子（中华中医药学会团体标准 2018–12–03 发布）

[128] T/CACM 1021.122–2018 中药材商品规格等级 女贞子（中华中医药学会团体标准 2018–12–03 发布）

[129] T/CACM 1021.123–2018 中药材商品规格等级 红景天（中华中医药学会团体标准 2018–12–03 发布）

[130] T/CACM 1021.124–2018 中药材商品规格等级 胡黄连（中华中医药学会团体标准 2018–12–03 发布）

[131] T/CACM 1021.125–2018 中药材商品规格等级 藁本（中华中医药学会团体标准 2018–12–03 发布）

[132] T/CACM 1021.126–2018 中药材商品规格等级 柏子仁（中华中医药学会团体标准 2018–12–03 发布）

[133] T/CACM 1021.127–2018 中药材商品规格等级 太子参（中华中医药学会团体标准 2018–12–03 发布）

[134] T/CACM 1021.128–2018 中药材商品规格等级 猪苓（中华中医药学会团体标准 2018–12–03 发布）

[135] T/CACM 1021.129–2018 中药材商品规格等级 川牛膝（中华中医药学会团体标准 2018–12–03 发布）

[136] T/CACM 1021.130–2018 中药材商品规格等级 紫草（中华中医药学会团体标准 2018–12–03 发布）

[137] T/CACM 1021.131–2018 中药材商品规格等级 土茯苓（中华中医药学会团体标准 2018–12–03 发布）

[138] T/CACM 1021.132–2018 中药材商品规格等级 玉竹（中华中医药学会团体标准 2018–12–03 发布）

[139] T/CACM 1021.133–2018 中药材商品规格等级 桑叶（中华中医药学会团体标准 2018–12–03 发布）

[140] T/CACM 1021.134–2018 中药材商品规格等级 桑白皮（中华中医药学会团体标准 2018–12–03 发布）

[141] T/CACM 1021.135–2018 中药材商品规格等级 桑椹（中华中医药学会团体标准 2018–12–03 发布）

[142] T/CACM 1021.136–2018 中药材商品规格等级 金荞麦（中华中医药学会团体

标准 2018–12–03 发布）

[143] T/CACM 1021.137–2018 中药材商品规格等级 仙茅（中华中医药学会团体标准 2018–12–03 发布）

[144] T/CACM 1021.138–2018 中药材商品规格等级 续断（中华中医药学会团体标准 2018–12–03 发布）

[145] T/CACM 1021.139–2018 中药材商品规格等级 桑枝（中华中医药学会团体标准 2018–12–03 发布）

[146] T/CACM 1021.140–2018 中药材商品规格等级 珠子参（中华中医药学会团体标准 2018–12–03 发布）

[147] T/CACM 1021.141–2018 中药材商品规格等级 白附子（中华中医药学会团体标准 2018–12–03 发布）

[148] T/CACM 1021.142–2018 中药材商品规格等级 银柴胡（中华中医药学会团体标准 2018–12–03 发布）

[149] T/CACM 1021.143–2018 中药材商品规格等级 苦参（中华中医药学会团体标准 2018–12–03 发布）

[150] T/CACM 1021.144–2018 中药材商品规格等级 龙胆（中华中医药学会团体标准 2018–12–03 发布）

[151] T/CACM 1021.145–2018 中药材商品规格等级 天花粉（中华中医药学会团体标准 2018–12–03 发布）

[152] T/CACM 1021.146–2018 中药材商品规格等级 板蓝根（中华中医药学会团体标准 2018–12–03 发布）

[153] T/CACM 1021.147–2018 中药材商品规格等级 莱菔子（中华中医药学会团体标准 2018–12–03 发布）

[154] T/CACM 1021.148–2018 中药材商品规格等级 威灵仙（中华中医药学会团体标准 2018–12–03 发布）

[155] T/CACM 1021.149–2018 中药材商品规格等级 决明子（中华中医药学会团体标准 2018–12–03 发布）

[156] T/CACM 1021.150–2018 中药材商品规格等级 草果（中华中医药学会团体标准 2018–12–03 发布）

[157] T/CACM 1021.151–2018 中药材商品规格等级 车前子（中华中医药学会团体标准 2018–12–03 发布）

[158] T/CACM 1021.152–2018 中药材商品规格等级 瓜蒌（中华中医药学会团体标准 2018–12–03 发布）

[159] T/CACM 1021.153–2018 中药材商品规格等级 附子（中华中医药学会团体标准 2018–12–03 发布）

[160] T/CACM 1021.154–2018 中药材商品规格等级 川乌（中华中医药学会团体标准 2018–12–03 发布）

[161] T/CACM 1021.155-2018 中药材商品规格等级 荆芥（中华中医药学会团体标准 2018-12-03 发布）

[162] T/CACM 1021.156-2018 中药材商品规格等级 白头翁（中华中医药学会团体标准 2018-12-03 发布）

[163] T/CACM 1021.157-2018 中药材商品规格等级 苍耳子（中华中医药学会团体标准 2018-12-03 发布）

[164] T/CACM 1021.158-2018 中药材商品规格等级 枇杷叶（中华中医药学会团体标准 2018-12-03 发布）

[165] T/CACM 1021.159-2018 中药材商品规格等级 鱼腥草（中华中医药学会团体标准 2018-12-03 发布）

[166] T/CACM 1021.160-2018 中药材商品规格等级 蒺藜（中华中医药学会团体标准 2018-12-03 发布）

[167] T/CACM 1021.161-2018 中药材商品规格等级 补骨脂（中华中医药学会团体标准 2018-12-03 发布）

[168] T/CACM 1021.162-2018 中药材商品规格等级 草乌（中华中医药学会团体标准 2018-12-03 发布）

[169] T/CACM 1021.163-2018 中药材商品规格等级 沙苑子（中华中医药学会团体标准 2018-12-03 发布）

[170] T/CACM 1021.164-2018 中药材商品规格等级 川射干（中华中医药学会团体标准 2018-12-03 发布）

[171] T/CACM 1021.165-2018 中药材商品规格等级 广金钱草（中华中医药学会团体标准 2018-12-03 发布）

[172] T/CACM 1021.166-2018 中药材商品规格等级 虎杖（中华中医药学会团体标准 2018-12-03 发布）

[173] T/CACM 1021.167-2018 中药材商品规格等级 天南星（中华中医药学会团体标准 2018-12-03 发布）

[174] T/CACM 1021.168-2018 中药材商品规格等级 益母草（中华中医药学会团体标准 2018-12-03 发布）

[175] T/CACM 1021.169-2018 中药材商品规格等级 麻黄（中华中医药学会团体标准 2018-12-03 发布）

[176] T/CACM 1021.170-2018 中药材商品规格等级 绵马贯众（中华中医药学会团体标准 2018-12-03 发布）

[177] T/CACM 1021.171-2018 中药材商品规格等级 白果（中华中医药学会团体标准 2018-12-03 发布）

[178] T/CACM 1021.172-2018 中药材商品规格等级 赤小豆（中华中医药学会团体标准 2018-12-03 发布）

[179] T/CACM 1021.173-2018 中药材商品规格等级 大青叶（中华中医药学会团体

标准 2018–12–03 发布）

[180] T/CACM 1021.174–2018 中药材商品规格等级 地骨皮（中华中医药学会团体标准 2018–12–03 发布）

[181] T/CACM 1021.175–2018 中药材商品规格等级 防己（中华中医药学会团体标准 2018–12–03 发布）

[182] T/CACM 1021.176–2018 中药材商品规格等级 狗脊（中华中医药学会团体标准 2018–12–03 发布）

[183] T/CACM 1021.177–2018 中药材商品规格等级 谷芽（中华中医药学会团体标准 2018–12–03 发布）

[184] T/CACM 1021.178–2018 中药材商品规格等级 火麻仁（中华中医药学会团体标准 2018–12–03 发布）

[185] T/CACM 1021.179–2018 中药材商品规格等级 墨旱莲（中华中医药学会团体标准 2018–12–03 发布）

[186] T/CACM 1021.180–2018 中药材商品规格等级 蒲公英（中华中医药学会团体标准 2018–12–03 发布）

[187] T/CACM 1021.181–2018 中药材商品规格等级 神曲（中华中医药学会团体标准 2018–12–03 发布）

[188] T/CACM 1021.182–2018 中药材商品规格等级 葶苈子（中华中医药学会团体标准 2018–12–03 发布）

[189] T/CACM 1021.183–2018 中药材商品规格等级 王不留行（中华中医药学会团体标准 2018–12–03 发布）

[190] T/CACM 1021.184–2018 中药材商品规格等级 紫苏梗（中华中医药学会团体标准 2018–12–03 发布）

[191] T/CACM 1021.185–2018 中药材商品规格等级 紫苏叶（中华中医药学会团体标准 2018–12–03 发布）

[192] T/CACM 1021.186–2018 中药材商品规格等级 紫苏子（中华中医药学会团体标准 2018–12–03 发布）

[193] T/CACM 1021.187–2018 中药材商品规格等级 紫菀（中华中医药学会团体标准 2018–12–03 发布）

[194] T/CACM 1021.188–2018 中药材商品规格等级 车前草（中华中医药学会团体标准 2018–12–03 发布）

[195] T/CACM 1021.189–2018 中药材商品规格等级 木通（中华中医药学会团体标准 2018–12–03 发布）

[196] T/CACM 1021.190–2018 中药材商品规格等级 南沙参（中华中医药学会团体标准 2018–12–03 发布）

[197] T/CACM 1021.191–2018 中药材商品规格等级 南五味子（中华中医药学会团体标准 2018–12–03 发布）

[198] T/CACM 1021.192–2018 中药材商品规格等级 升麻（中华中医药学会团体标准 2018–12–03 发布）

[199] T/CACM 1021.193–2018 中药材商品规格等级 地肤子（中华中医药学会团体标准 2018–12–03 发布）

[200] T/CACM 1021.194–2018 中药材商品规格等级 使君子（中华中医药学会团体标准 2018–12–03 发布）

[201] T/CACM 1021.195–2018 中药材商品规格等级 淡竹叶（中华中医药学会团体标准 2018–12–03 发布）

[202] T/CACM 1021.196–2018 中药材商品规格等级 白茅根（中华中医药学会团体标准 2018–12–03 发布）

[203] T/CACM 1021.197–2018 中药材商品规格等级 皂角刺（中华中医药学会团体标准 2018–12–03 发布）

[204] T/CACM 1021.198–2018 中药材商品规格等级 茵陈（中华中医药学会团体标准 2018–12–03 发布）

[205] T/CACM 1021.199–2018 中药材商品规格等级 海金沙（中华中医药学会团体标准 2018–12–03 发布）

[206] T/CACM 1021.200–2018 中药材商品规格等级 乌梅（中华中医药学会团体标准 2018–12–03 发布）

[207] T/CACM 1021.201–2018 中药材商品规格等级 秦皮（中华中医药学会团体标准 2018–12–03 发布）

[208] T/CACM 1021.202–2018 中药材商品规格等级 茜草（中华中医药学会团体标准 2018–12–03 发布）

[209] T/CACM 1021.203–2018 中药材商品规格等级 路路通（中华中医药学会团体标准 2018–12–03 发布）

[210] T/CACM 1021.204–2018 中药材商品规格等级 石菖蒲（中华中医药学会团体标准 2018–12–03 发布）

[211] T/CACM 1021.205–2018 中药材商品规格等级 野菊花（中华中医药学会团体标准 2018–12–03 发布）

[212] T/CACM 1021.206–2018 中药材商品规格等级 竹茹（中华中医药学会团体标准 2018–12–03 发布）

[213] T/CACM 1021.207–2018 中药材商品规格等级 青蒿（中华中医药学会团体标准 2018–12–03 发布）

[214] T/CACM 1021.208–2018 中药材商品规格等级 桑寄生（中华中医药学会团体标准 2018–12–03 发布）

[215] T/CACM 1021.209–2018 中药材商品规格等级 穿山甲（中华中医药学会团体标准 2018–12–03 发布）

[216] T/CACM 1021.210–2018 中药材商品规格等级 羚羊角（中华中医药学会团体

标准 2018–12–03 发布）

[217] T/CACM 1021.211–2018 中药材商品规格等级 穿心莲（中华中医药学会团体标准 2018–12–03 发布）

[218] T/CACM 1021.212–2018 中药材商品规格等级 槐花（中华中医药学会团体标准 2018–12–03 发布）

[219] T/CACM 1021.213–2018 中药材商品规格等级 毛冬青（中华中医药学会团体标准 2018–12–03 发布）

[220] T/CACM 1021.214–2018 中药材商品规格等级 桃儿七（中华中医药学会团体标准 2018–12–03 发布）

[221] T/CACM 1021.215–2018 中药材商品规格等级 九里香（中华中医药学会团体标准 2018–12–03 发布）

[222] T/CACM 1021.216–2018 中药材商品规格等级 蟾皮（中华中医药学会团体标准 2018–12–03 发布）

[223] T/CACM 1021.217–2018 中药材商品规格等级 蟾酥（中华中医药学会团体标准 2018–12–03 发布）

[224] T/CACM 1021.218–2018 中药材商品规格等级 琥珀（中华中医药学会团体标准 2018–12–03 发布）

[225] T/CACM 1021.219–2018 中药材商品规格等级 炉甘石（中华中医药学会团体标准 2018–12–03 发布）

[226] T/CACM 1021.220–2018 中药材商品规格等级 芒硝（中华中医药学会团体标准 2018–12–03 发布）

[227] T/CACM 1021.221–2018 中药材商品规格等级 硼砂（中华中医药学会团体标准 2018–12–03 发布）

[228] T/CACM 1021.222–2018 中药材商品规格等级 紫石英（中华中医药学会团体标准 2018–12–03 发布）

[229] T/CACM 1021.223–2018 中药材商品规格等级 白石英（中华中医药学会团体标准 2018–12–03 发布）

[230] T/CACM 1021.224–2018 中药材商品规格等级 白矾（中华中医药学会团体标准 2018–12–03 发布）

[231] T/CACM 1021.225–2018 中药材商品规格等级 龙骨（中华中医药学会团体标准 2018–12–03 发布）

[232] T/CACM 1021.226–2018 中药材商品规格等级 玄明粉（中华中医药学会团体标准 2018–12–03 发布）

A.2.3.10 中药品质、品牌评价标准

[1] T/CACM 001–2017 中药品质评价方法指南（中华中医药学会团体标准 2017–03–01）

[2] T/CATCM 001.1–2019 中药品牌评价 第 1 部分：通则（中国中药协会团体标准

2019–02–15 发布）

[3] T/CATCM 001.2–2019 中药品牌评价 第 2 部分：中药材（中国中药协会团体标准 2019–02–15 发布）

[4] T/CATCM 001.3–2019 中药品牌评价 第 3 部分：中药饮片（中国中药协会 2019–02–15 发布）

[5] T/CATCM 001.4–2019 中药品牌评价 第 4 部分：中成药（中国中药协会 2019–02–15 发布）

A.2.4 教育技术类

未检索到已发布的相关标准。

A.2.5 科研技术类

A.2.5.1 中医古籍整理规范类

[1] ZYYXH/T362–2012 中医古籍整理规范 校勘规范（中医药行业标准 2012–07–01 发布）

[2] ZYYXH/T363–2012 中医古籍整理规范 标点规范（中医药行业标准 2012–07–01 发布）

[3] ZYYXH/T364–2012 中医古籍整理规范 注释规范（中医药行业标准 2012–07–01 发布）

[4] ZYYXH/T365–2012 中医古籍整理规范 今译规范（中医药行业标准 2012–07–01 发布）

[5] ZYYXH/T366–2012 中医古籍整理规范 辑佚规范（中医药行业标准 2012–07–01 发布）

[6] ZYYXH/T367–2012 中医古籍整理规范 评述规范（中医药行业标准 2012–07–01 发布）

[7] ZYYXH/T368–2012 中医古籍整理规范 影印规范（中医药行业标准 2012–07–01 发布）

[8] ZYYXH/T369–2012 中医古籍整理规范 汇编规范（中医药行业标准 2012–07–01 发布）

[9] ZYYXH/T370–2012 中医古籍整理规范 索引规范（中医药行业标准 2012–07–01 发布）

[10] ZYYXH/T371–2012 中医古籍整理规范 编排规范（中医药行业标准 2012–07–01 发布）

A.2.5.2 中药临床研究技术类

[1] T/CACM 015.1–2017 中药随机对照临床研究方案制定规范（中华中医药学会团体标准 2017–11–14 发布）

[2] T/CACM 015.2–2017 中药临床研究伦理审查标准操作规程制定规范（中华中医药学会团体标准 2017–11–14 发布）

[3] T/CACM 015.3-2017 中药临床研究质量控制标准（中华中医药学会团体标准 2017-11-14 发布）

[4] T/CACM 015.4-2017 中药临床研究电子数据采集与管理标准操作规程的制定规范（中华中医药学会团体标准 2017-11-14 发布）

[5] T/CACM 015.6-2017 中药临床研究协调员培训与管理标准（中华中医药学会团体标准 2017-11-14 发布）

[6] T/CACM 015.7-2017 中药临床研究统计分析操作技术规范（中华中医药学会团体标准 2017-11-14 发布）

[7] T/CACM 015.8-2017 中药临床研究文件管理规范（中华中医药学会团体标准 2017-11-14 发布）

[8] T/CACM 015.9-2017 中药临床研究成果管理技术规范（中华中医药学会团体标准 2017-11-14 发布）

[9] T/CACM 015.10-2017 中药临床研究药物管理标准（中华中医药学会团体标准 2017-11-14 发布）

[10] T/CACM 015.11-2017 中药临床研究总结报告制定技术规范（中华中医药学会团体标准 2017-11-14 发布）

[11] T/CACM 015.12-2017 中药临床研究核查标准（中华中医药学会团体标准 2017-11-14 发布）

A.2.6 信息技术类

A.2.6.1 信息通用技术类
未检索到已发布的相关标准。

A.2.6.2 信息资源技术类
[1] 国中医药办发〔2011〕46 号中医医院信息系统基本功能规范（2011-10-12 发布）

[2] 国中医药办发〔2011〕46 号中医医院信息化建设基本规范（2011-10-12 发布）

[3] 卫办发〔2009〕130 号电子病历基本架构与数据标准（试行）（2009-12-31 发布）

[4] T/CIATCM 013-2019 中医电子病历基本数据集（中国中医药信息学会团体标准 2019-03-20 发布）

[5] T/CIATCM 014-2019 推拿科电子病历基本数据集（中国中医药信息学会团体标准 2019-03-20 发布）

[6] T/CIATCM 015-2019 骨伤科电子病历基本数据集（中国中医药信息学会团体标准 2019-03-20 发布）

[7] T/CIATCM 016-2019 针灸科电子病历基本数据集（中国中医药信息学会团体标准 2019-03-20 发布）

[8] T/CIATCM 041-2019 基层医疗卫生机构中医诊疗区（中医馆）电子病历基本数据集（中国中医药信息学会团体标准 2019-03-20 发布）

A.2.6.3 基础设施技术类

未检索到已发布的相关标准。

A.2.6.4 应用系统技术类

[1] 国中医药发〔2011〕4号电子病历系统功能规范（试行）（2011–10–12实施）

[2] T/CIATCM 012–2019中医电子病历系统建设指南（中国中医药信息学会团体标准2019–03–20发布）

[3] T/CIATCM 040–2019基层医疗卫生机构中医诊疗区（中医馆）电子病历系统基本功能规范（中国中医药信息学会团体标准2019–03–20发布）

A.2.6.5 信息服务技术类

[1] T/CIATCM 042–2019基层医疗卫生机构中医诊疗区（中医馆）电子病历共享文档规范（中国中医药信息学会团体标准2019–03–20发布）

A.2.6.6 信息安全技术类

未检索到已发布的相关标准。

A.2.7 装备技术类

A.2.7.1 中药仪器设备

[1] T/NJ 1168–2018根类中药材揉搓机（中国农业机械学会团体标准2018–12–24发布）

[2] JB/T 20181–2017中药大蜜丸扣壳机（中华人民共和国制药机械行业标准2017–01–09发布）

[3] JB/T 20182–2017中药大蜜丸蜡封机（中华人民共和国制药机械行业标准2017–01–09发布）

[4] JB/T 20183–2017中药大蜜丸蜡壳印字机（中华人民共和国制药机械行业标准2017–04–12发布）

[5] JB/T 20111–2016中药材热风穿流式烘干箱（中华人民共和国制药机械行业标准2016–04–05发布）

[6] JB/T 20113–2016中药材颚式破碎机（中华人民共和国制药机械行业标准2016–04–05发布）

A.2.7.2 针灸仪器设备

[1] YY 0868–2011神经和肌肉刺激器用电极（医药行业标准2011–12–31发布）

[2] YY 0780–2018电针治疗仪（医药行业标准2018–06–26发布）

[3] YY/T 1666–2019经络刺激仪（医药行业标准2019–07–24发布）

A.2.7.3 针灸器材

[1] GB 2024–2016针灸针（国家标准2016–6–14发布）

[2] YY 0105–1993撤针（医药行业标准1993–02–10发布）

[3] YY 0104–2018三棱针（医药行业标准2018–06–26发布）

[4] YY/T 1624–2019手动负压拔罐器（医药行业标准2019–10–23发布）

A.2.8 环境与能源技术类

[1] GB 21906-2008 中药类制药工业水污染物排放标准（国家标准 2008-05-22 发布）

A.3　中医药管理标准类

A.3.1 共性管理类

[1] 中医药行业国家秘密及其密级具体范围的规定（国家中医药管理局 1990-05-09 发布）

[2] 中医统计资料和统计调查管理的暂行规定（国家中医药管理局 1991-05-30 发布）

[3] 国家药品监督管理局令第 27 号医疗机构制剂配制质量管理规范（国家药品监督管理局 2001-03-13 发布）

[4] 卫规财发〔2001〕308 号医疗机构药品集中招标采购工作规范（试行）（卫生部 2001-11-09 发布）

[5] 中华人民共和国卫生部令第 27 号消毒管理办法（卫生部 2002-03-28 发布）

[6] 卫生部令第 32 号医疗事故分级标准（试行）（卫生部 2002-07-31 发布）

[7] 国中医药发〔2003〕6 号国家中医药管理局中医药标准制订程序规定（国家中医药管理局 2003-10-16 发布）

A.3.2 中医管理类

[1] 中医医院工作制度（试行）（卫生部 1986-1-22 发布）

[2] 中医医院工作人员职责（试行）（卫生部 1986-1-22 发布）

[3] 全国中医医院组织机构及人员编制标准（试行）（卫生部、劳动人事部 1986-04-05 发布）

[4] 中医人员个体开业管理补充规定（国家中医药管理局 1989-05-03 发布）

[5]《中医医院分级管理办法与标准》补充规定（国家中医药管理局 1993-11-27 发布）

[6] 全国示范中医医院建设验收标准（国家中医药管理局 1993-09-16 发布）

[7] 国中药人〔1995〕25 号中医药行业工人技术等级标准（国家中医药管理局、劳动部 1995-06-16 发布）

[8] 国中医药发〔2002〕36 号中医、中西医结合病历书写基本规范（试行）（卫生部、国家中医药管理局 2002-08-23 发布）

[9] 乡镇卫生院中医药服务管理基本规范（卫生部、国家中医药管理局 2003-11-25 发布）

[10] 保健按摩师国家职业标准（中华人民共和国劳动和社会保障部 2006-01-17

发布）

[11] 国中医药发〔2006〕15号乡村医生（中医）中医药知识与技能基本要求（卫生部、国家中医药管理局2006–03–06发布）

[12] 卫妇社发〔2006〕239号城市社区卫生服务机构管理办法（试行）（国家中医药管理局2006–06–29发布）

[13] 国中医药办发〔2007〕17号中医、中西医结合急诊临床基地项目建设要求（国家中医药管理局2007–04–02发布）

[14] 国中医药办发〔2007〕16号中医、中西医结合传染病临床基地项目建设要求（国家中医药管理局2007–04–02发布）

[15] 国中医药办发〔2008〕25号中医医院建设标准（国家中医药管理局办公室2008–07–15发布）

[16] 国中医药发〔2009〕6号综合医院中医临床科室基本标准（卫生部、国家中医药管理局2009–3–16发布）

[17] 国中医药规财便函〔2014〕26号中医医院建设标准（修订）（国家中医药管理局规划财务司2014–5–28发布）

[18] 国中医药人教发〔2014〕25号中医住院医师规范化培训实施办法（试行）（国家中医药管理局、国家卫生计生委、教育部2014–12–01发布）

[19] 国中医药人教发〔2014〕25号中医住院医师规范化培训标准（试行）（国家中医药管理局、国家卫生计生委、教育部2014–12–01发布）

[20] 国中医药人教发〔2014〕25号中医住院医师规范化培训基地认定标准（试行）（国家中医药管理局、国家卫生计生委、教育部2014–12–01发布）

[21] 国中医药人教发〔2014〕25号中医类别全科医生规范化培养基地认定标准（试行）（国家中医药管理局、国家卫生计生委、教育部2014–12–01发布）

[22] 国中医药发〔2010〕18号中医电子病历基本规范（试行）（国家中医药管理局2010–04–21发布）

[23] 国中医药医政发〔2010〕29号中医病历书写基本规范（卫生部、国家中医药管理局2010–06–11发布）

[24] T/CAAM 0018–2019针灸技术评估管理规范（中国针灸学会团体标准2019–11–13发布）

[25] T/CAAM 0019–2019针灸临床实践指南制定及评估规范（中国针灸学会团体标准2019–11–13发布）

[26] T/CAAM 0020–2019针灸门诊基本服务规范（中国针灸学会团体标准2019–11–13发布）

A.3.3 中药管理类

[1] 国家一级中药工业企业标准（试行）（国家中医药管理局1989–12–22发布）

[2] 中药商业质量管理规范（试行）（国家中医药管理局1989–10–11发布）

[3] 中药饮片生产企业质量管理办法（试行）（国家中医药管理局 1992-04-09 发布）

[4] 国中医药生〔1995〕7 号整顿中药材专业市场的标准（国家中医药管理局、卫生部、国家工商行政管理局 1995-04-10 发布）

[5] 国中医药质〔1996〕4 号出口中药产品质量注册实施细则（试行）（国家中医药管理局 1996-04-01 发布）

[6] 执业中药师岗位设置和岗位规范（国家中医药管理局 1996-08-20 发布）

[7] 中药经营企业质量管理规范（国家中医药管理局 1997-10-23 发布）

[8] 中医医疗机构"放心药房"建设规范（国家中医药管理局 1997-10-24 发布）

[9] 国中医药生〔1998〕11 号中药饮片包装管理办法（试行）国家中医药管理局 1998-04-07 发布）

[10] 药品生产质量管理规范（国家药品监督管理局 1999-08-01 发布）

[11] 非处方药专有标识管理规定（暂行）（国家药品监督管理局 1999-11-19 发布）

[12] 中药仿制药品试行标准管理规定（国家药品监督管理局 2000-04-14 发布）

[13] 国药管安〔2000〕315 号药品临床研究的若干规定（国家药品监督管理局 2000-07-18 发布）

[14] 国家药品监督管理局令第 32 号中药材生产质量管理规范（试行）（国家药品监督管理局 2002-04-17 发布）

[15] 国家食品药品监督管理局令第 2 号药物非临床研究质量管理规范（国家食品药品监督管理局 2003-08-06 发布）

[16] 国家食品药品监督管理局令第 3 号药物临床试验质量管理规范（国家食品药品监督管理局 2003-08-06 发布）

[17] 国食药监安〔2003〕251 号中药材 GAP 认证检查评定标准（试行）（国家食品药品监督管理局 2003-09-19 发布）

[18] 国中医药发〔2009〕3 号医疗机构中药煎药室管理规范（卫生部、国家中医药管理局 2009-03-16 发布）

[19] 国中医药发〔2009〕4 号医院中药房基本标准（卫生部、国家中医药管理局 2009-03-16 发布）

[20] GB/Z 35038-2018 中药材（三七）产业项目运营管理规范（国家标准 2018-05-18 发布）

[21] GB/Z 35039-2018 中药材（川党参）产业项目运营管理规范（国家标准 2018-05-18 发布）

A.3.4 教育管理类

[1] 中等中医院学校中医专业建设标准（试行）（国家中医药管理局 1990-01-06 发布）

[2] 国中医药教〔1997〕2 号国家中医药管理局局级重点中医药学校建设实施方案（国家中医药管理局 1997-01-13 发布）

[3] 高等学校本科教育中医学专业设置基本要求（试行）（教育部办公厅、国家中医药管理局办公室 2008-06-26 发布）

[4] 高等学校专科教育中医学专业设置基本要求（试行）（教育部办公厅、国家中医药管理局办公室 2008-06-26 发布）

[5] 高等学校本科教育中药学专业设置基本要求（试行）（教育部办公厅、国家中医药管理局办公室 2008-06-26 发布）

[6] 高等学校专科教育中药学专业设置基本要求（试行）（教育部办公厅、国家中医药管理局办公室 2008-06-26 发布）

[7] 高等学校本科教育中医学专业中医药理论知识与技能基本标准（试行）（教育部办公厅、国家中医药管理局办公室 2008-06-26 发布）

[8] 高等学校中医临床教学基地建设基本要求（试行）（教育部办公厅、国家中医药管理局办公室 2008-06-26 发布）

A.3.5 科研管理类

[1] 医学实验动物管理实施细则（卫生部 1998-01-25 发布）

[2] 中医药科技成果鉴定、软科学研究成果评审规程（试行）（国家中医药管理局 1996-10-10 发布）

[3] 国中医药发〔2001〕第 13 号中医药科研实验室管理规范（国家中医药管理局 2001-02-09 发布）

[4] 国中医药发〔2001〕第 13 号中医药科研实验记录规定（国家中医药管理局 2001-02-09 发布）

[5] 国科发财字〔2001〕545 号实验动物许可证管理办法（试行）（科学技术部、卫生部、教育部、农业部、国家质量监督检验检疫总局、国家中医药管理局、中国人民解放军总后勤部 2001-12-05 发布）

[6] 国中医药发〔2005〕82 号中医药科研实验室管理办法（修订）（国家中医药管理局 2005-12-28 发布）

[7] 国中医药发〔2005〕82 号中医药科研实验室分级标准（国家中医药管理局 2005-12-28 发布）

[8] 国中医药科技函〔2012〕98 号国家中医药管理局重点研究室建设项目管理办法（国家中医药管理局 2012-05-31 发布）

[9] ZJ/T H001-2014 针灸临床研究管理规范（中国针灸学会团体标准 2014-5-31 发布）

A.3.6 信息管理类

[1] 中医药档案管理暂行办法（国家中医药管理局 1992-01-11 发布）

[2] 中医药科学技术事业单位档案目标管理实施细则（国家中医药管理局 1997-11-03 发布）

[3] 国中医药办发〔2011〕46 号中医医院信息化建设基本规范（国家中医药管理局 2011–10–12 发布）

[4] 国中医药办发〔2011〕46 号中医医院信息系统基本功能规范（国家中医药管理局 2011–10–12 发布）

[5] 国中医药办规财函〔2019〕56 号中医医院信息化建设基本规范（国家中医药管理局办公室 2019–03–05 发布）

[6] 国中医药办规财函〔2019〕56 号中医医院信息系统基本功能规范（国家中医药管理局办公室 2019–03–05 发布）

A.3.7 装备管理类

[1] 全国中医医院医疗设备标准（试行）（卫生部 1984–05–23 发布）

[2] 医疗器械分类规则（国家药品监督管理局 2000–04–05 发布）

[3] 国中医药医政发〔2012〕4 号中医医院医疗设备配置标准（试行）（国家中医药管理局 2012–02–10 发布）

[4] GB/T 30219–2013 中药煎药机（国家标准 2013–12–31 发布）

A.3.8 文化、社团及出版管理类

[1] 中医古籍文献研究整理出版的管理办法（试行）（卫生部 1986–08–06 发布）

A.3.9 环境与能源管理类

[1] 国家医药管理局第 7 号令国家医药管理局医药标准化管理办法（国家医药管理局 1991–04–12 发布）

[2]GB 21906–2008 中药类制药工业水污染物排放标准（国家标准 2008–05–22 发布）

A.3.10 其他管理标准类

[1] 卫监发〔1996〕第 38 号保健食品标识规定（卫生部 1996–07–18 发布）

A.4　中医药工作标准类

略。

附录 B　中医药国际标准与国际组织标准▷▷▷▷

B.1　ISO/TC249 已发布的中医药国际标准

B1.1 中药标准

B1.1.1 基础标准类

B1.1.1.1 名词术语类

[1] ISO 18662–1:2017 Traditional Chinese medicine–Vocabulary–Part 1: Chinese Materia Medica（中医药 – 术语 – 第 1 部分：中药材）

[2] ISO 18662–2:2020 Traditional Chinese medicine–Vocabulary–Part 2: Processing of Chinese Materia Medica（中医药 – 词汇 – 第 2 部分：中药炮制）

[3] ISO/TR 23021:2018 Traditional Chinese medicine–Controlled vocabulary on Japanese Kampo crude drugs（中医药 – 汉方原药材词汇）

B1.1.1.2 分类与代码类

[1] ISO 18668–1:2016 Traditional Chinese medicine–Coding system for Chinese medicines–Part 1: Coding rules for Chinese medicines（中医药 – 中药编码系统 – 第 1 部分：中药编码规则）

[2] ISO 18668–2:2017 Traditional Chinese medicine–Coding system for Chinese medicines–Part 2: Codes for decoction pieces（中医药 – 中药编码系统 – 第 2 部分：饮片编码）

[3] ISO 18668–3:2017 Traditional Chinese medicine–Coding system for Chinese medicines–Part 3: Codes for Chinese Materia Medica（中医药 – 中药编码系统 – 第 3 部分：中药材编码）

[4] ISO 18668–4:2017 Traditional Chinese medicine–Coding system for Chinese medicines–Part 4: Codes for granule forms of individual medicinals for prescriptions（中医药 – 中药编码系统 – 第 4 部分：中药配方颗粒编码）

[5] ISO 20333:2017 Traditional Chinese medicine–Coding rules for Chinese medicines in supply chain management（中医药 –– 中药供应链管理编码规则）

[6] ISO 20334:2018 Traditional Chinese medicine–Coding system of formulae（中医药 – 方剂编码系统）

[7] ISO/TR 23022:2018 Traditional Chinese medicine–Controlled vocabulary on Japanese Kampo formulas and the indication codes for the products（中医药 – 汉方方剂及产品编码）

B1.1.1.3 其他基础标准类

[1] ISO/TR 23975:2019 Traditional Chinese medicine–Priority list of single herbal medicines for developing standards（中医药 – 单味中草药国际标准制定优先级）

B1.1.2 技术标准类

B1.1.2.1 通用技术类

[1] ISO 18664:2015 Traditional Chinese Medicine–Determination of heavy metals in herbal medicines used in Traditional Chinese Medicine（中医药 – 中草药重金属检测方法）

[2] ISO 19617:2018 Traditional Chinese medicine–General requirements for the manufacturing process of natural products（中医药 – 天然药物加工过程的通用要求）

[3] ISO/TS 21310:2020 Traditional Chinese medicine–Microscopic examination of medicinal herbs（中医药 – 中草药微观检查）

[4] ISO 22256:2020 Traditional Chinese medicine–Detection of irradiated natural products by photostimulated luminescence（中医药 – 辐照中药光释光检测法）

[5] ISO 23191:2020 Traditional Chinese medicine–Determination of selected Aconitum alkaloids by HPLC（中医药 – 高效液相色谱法测定附子生物碱的含量）

B1.1.2.2 中药资源与生产技术类

[1] ISO 17217–1:2014 Traditional Chinese medicine–Ginseng seeds and seedlings –Part 1: Panax ginseng C.A. Meyer（中医药 – 人参种子种苗 – 第 1 部分：亚洲人参）

[2] ISO 19824:2017 Traditional Chinese medicine–Schisandra chinensis（Turcz.）Baill. seeds and seedlings（中医药 – 五味子种子种苗）

[3] ISO 19610:2017　Traditional Chinese medicine–General requirements for industrial manufacturing process of red ginseng（Panax ginseng C.A. Meyer）（中医药 – 红参工业生产过程的通用要求）

[4] ISO 20311:2017 Traditional Chinese medicine–Salvia miltiorrhiza seeds and seedlings（中医药 – 丹参种子种苗）

[5] ISO 20408:2017 Traditional Chinese medicine–Panax notoginseng seeds and seedlings（中医药 – 三七种子种苗）

[6] ISO 20409:2017 Traditional Chinese medicine–Panax notoginseng root and rhizome（中医药 – 三七）

[7] ISO 20759:2017 Traditional Chinese medicine–Artemisia argyileaf（中医药 – 艾叶）

[8] ISO 21314:2019 Traditional Chinese medicine–Salvia miltiorrhiza root and Rhizome（中医药 – 丹参）

[9] ISO 21315:2018 Traditional Chinese medicine–Ganoderma lucidum fruiting body（中医药 – 灵芝）

[10] ISO 21316:2019 Traditional Chinese medicine–Isatis indigotica root（中医药 – 板

蓝根）

[11] ISO 21317:2019 Traditional Chinese medicine–Lonicera japonica flower（中医药 – 金银花）

[12] ISO 21370:2019 Traditional Chinese medicine–Dendrobium officinale stem（中医药 – 铁皮石斛）

[13] ISO 22212:2019 Traditional Chinese medicine–Gastrodia elata tuber（中医药 – 天麻）

[14] ISO 22584:2019 Traditional Chinese medicine–Angelica sinensis root（中医药 – 当归）

[15] ISO 22988:2020 Traditional Chinese medicine–Astragalus mongholicus root（中医药 – 蒙古黄芪）

[16] ISO 23193:2020 Traditional Chinese medicine Lycium barbarum and Lycium chinense fruit（中医药 – 枸杞子）

B1.1.2.3 仪器设备类

[1] ISO 18665:2015 Traditional Chinese medicine–Herbal decoction apparatus（中医药 – 煎药机）

B1.1.3 中药管理类

[1] ISO 21371:2018 Traditional Chinese medicine–Labelling requirements of products intended for oral or topical use（中医药 – 口服或局部应用的中药产品的标签要求）

[2] ISO 21300:2019 Traditional Chinese medicine–Guidelines and specification for Chinese materia medica（中医药 – 中药材商品规格等级通则）

B1.2 中医标准

B1.2.1 分类与代码类

[1] ISO 22894:2020 Traditional Chinese medicine–Pulse waveform format（中医药 – 脉冲波形格式）

B1.2.2 装备技术类

[1] ISO 19614:2017 Traditional Chinese medicine–Pulse graph force transducer（中医药 –– 脉象仪触力传感器）

[2] ISO 20498–1:2019 Traditional Chinese medicine–Computerized tongue image analysis system–Part 1: General requirements（中医药 – 计算机舌诊系统 – 第 1 部分：通用要求）

[3] ISO 20498–2:2017 Traditional Chinese medicine–Computerized tongue image analysis system–Part 2: Light environment（中医药 – 计算机舌诊系统 – 第 2 部分：光照环境）

[4] ISO/TS 20498–3:2020Traditional Chinese medicine–Computerized tongue image analysis system–Part 3: Colour chart（中医药 – 计算机舌诊系统 – 第 3 部分：颜色图表）

[5] ISO/TR 20498–5:2019 Traditional Chinese medicine–Computerized tongue image analysis system–Part 5: Method of acquisition and expression of tongue colour and tongue coating colour（中医药 – 计算机舌诊系统 – 第 5 部分：舌质颜色和舌苔颜色采集和表示方法）

[6] ISO/TS 20758:2019 Traditional Chinese medicine–Abdominal physiological parameter detectors（中医药 – 腹诊仪）

[7] ISO 18615:2020 Traditional Chinese medicine–General requirements of electric radial pulse tonometric devices（中医药 – 脉诊仪通用要求）

B1.3 针灸标准

B1.3.1 装备技术类

[1] ISO 17218:2014 Sterile acupuncture needles for single use（一次性使用无菌针灸针）

[2] ISO 18666:2015 Traditional Chinese medicine–General requirements of moxibustion devices（中医药 – 艾灸具通用要求）

[3] ISO 18746:2016 Traditional Chinese medicine–Sterile intradermal acupuncture needles for single use（中医药 – 一次性使用无菌皮内针）

[4] ISO 19611:2017 Traditional Chinese medicine–Air extraction cupping device（中医药 – 真空拔罐器）

[5] ISO 20308:2017 Traditional Chinese medicine–Gua Sha instruments（中医药 – 刮痧器具）

[6] ISO 20493:2018 Traditional Chinese medicine–Infrared moxibustion–like instrument（中医药 – 红外仿灸仪）

[7] ISO 20495:2018 Traditional Chinese medicine–Skin electrical resistance measurement devices（中医药 –– 穴位电阻检测仪）

[8] ISO 20487:2019 Traditional Chinese medicine–Test method of single–use acupuncture needles for electrical stimulation（中医药 – 一次性电针针具的检测方法）

[9] ISO 21291:2019 Traditional Chinese medicine–Therapeutic fumigation devices（中医药 – 熏蒸治疗仪）

[10] ISO 21366:2019 Traditional Chinese medicine–General requirements for smokeless moxibustion devices（中医药 – 无烟灸具的通用要求）

[11] ISO 21292:2020 Traditional Chinese medicine–Electric heating moxibustion equipment（中医药 – 电热艾灸设备）

[12] ISO 22236:2020 Traditional Chinese medicine–thread–embedding acupuncture needle for single use（中医药 – 一次性埋线针）

B1.3.2 针灸服务与质量管理类

[1] ISO/TR 20520:2018 Traditional Chinese medicine–Infection control for acupuncture treatment（中医药 – 针灸疗法感染控制）

B1.4 中西医结合标准

[1] ISO/TS 22990:2019 Traditional Chinese medicine–Categories of clinical terminological system to support the integration of clinical terms from traditional Chinese medicine and Western medicine（中医药 – 中西医结合临床术语分类系统）

B.2 ISO/TC249 在研的中医药国际标准

B2.1 中药标准

B2.1.1 基础标准类

B2.1.1.1 通则类

[1] ISO/DIS 23723 Traditional Chinese Medicine–General requirements for herbal raw material and materia medica（中医药 – 中药材通用要求）

B2.1.2 技术标准类

B2.1.2.1 通用技术类

[1] SO/FDIS 22258 Traditional Chinese medicine–Determination of pesticide residues in natural products by gas chromatography（中医药 – 中药农残检测）

[2] ISO/FDIS 22283 Traditional Chinese medicine–Determination of Aflatoxins in natural products by LC–FLD（中医药 – 中药黄曲霉毒素检测 –LC–FLD 法）

[3] ISO/DIS 22467 Traditional Chinese medicine–Determination of microorganism in natural products（中医药 – 中草药微生物测定）

[4] ISO/DIS 23190 Traditional Chinese medicine–Determination of aristolochic acids in natural products by HPLC（中医药 – 高效液相色谱法测定天然产品中马兜铃酸的含量）

[5] ISO/CD 23956 Traditional Chinese medicine–Determination of benzopyrene in processed natural products（中医药 – 天然制品中苯并芘的含量测定）

[6] ISO/CD 23419 Traditional Chinese medicine–General requirement of manufacturing procedure and its quality assurance for granules（中医药 – 中药配方颗粒质量控制加工流程）

[7] ISO/WD 22590 Traditional Chinese medicine–Determination of sulfur dioxide in natural products by titration（中医药 – 滴定法测定天然产物中的二氧化硫）

[8] ISO/WD 4904 Traditional Chinese Medicine–inner pack of decoction pieces（中医药 – 饮片内包装）

B2.1.2.2 中药资源与生产技术类

[1] ISO/DIS 23959 Traditional Chinese Medicine–Glehnia littoralis root（中医药 – 北沙参）

[2] ISO/CD 23962 Traditional Chinese Medicine–Processed Aconitum carmichaelii lateral root（中医药 – 附子）

[3] ISO/CD 23972 Traditional Chinese Medicine–Zingiber officinale rhizome（中医药 –

干姜）

[4] ISO/WD 4154 Traditional Chinese Medicine–Sinomenium acutum stem（中医药 – 青风藤）

[5] ISO/WD 4564 Traditional Chinese Medicine–Scutellaria baicalensis Georgi root（中医药 – 黄芩）

[6] ISO/WD 4754 Traditional Chinese Medicine–Fermented Cordyceps Powder（中医药 – 发酵虫草菌粉）

[7] ISO/WD 23964 Traditional Chinese Medicine–saposhnikovia divaricata root and rhizome（中医药 – 防风根茎）

[8] ISO/AWI 22585 Traditional Chinese Medicine–Codonopisis pilosula root（中医药 – 党参）

[9] ISO/AWI 22586 Traditional Chinese Medicine–Paeonia lactiflora root（中医药 – 白芍）

[10] ISO/AWI 23965 Traditional Chinese Medicine–Bupleurum chinense，Bupleurum scorzonrifolium and Bupleurum falcatum root（中医药 – 柴胡）

B2.1.3 中药管理类

[1] ISO/FDIS 22217 Traditional Chinese medicine–Storage requirements for raw materials and decoction pieces（中医药 – 中药材和中药饮片储存要求）

[2] ISO/DIS 19609-1 Traditional Chinese medicine–Quality and safety of raw materials and manufacturing products made with raw materials–Part 1: General requirements（中医药 – 使用天然物质制成的天然药物及加工产品的质量安全 – 第 1 部分：通用要求）

[3] ISO/DIS 19609-2 Traditional Chinese medicine–Quality and safety of raw materials and manufacturing products made with raw materials–Part 2: Identity testing of constituents of herbal origin（中医药 – 使用天然物质制成的天然药物及加工产品的质量安全 – 第 2 部分：身份鉴定）

[4] ISO/CD TS 23030 Traditional Chinese medicine–Clinical Document specification for prescription of TCM decoction pieces（中医药 – 中药饮片处方临床文献规范）

[5] ISO/CD 23963-1 Traditional Chinese Medicine–requirements for process traceability system of Chinese materia medica and decoction pieces–Part 1: components（中医药 – 中药饮片溯源体系要求 – 第 1 部分：组成）

[6] ISO/CD 23963-2 Traditional Chinese Medicine–requirements for process traceability system of Chinese materia medica and decoction pieces–Part 2: electronic labelling（中医药 – 中药饮片溯源体系要求 – 第 2 部分：电子标签）

[7] ISO/AWI 19609-3 Traditional Chinese medicine–Quality and safety of natural materials and manufacturing products made with natural materials–Part 3: Testing of the absence of contaminants（中医药 – 使用天然物质制成的天然药物及加工产品的质量安全 – 第 3 部分：无污染物检测）

[8] ISO/AWI 19609-4 Traditional Chinese medicine-Quality and safety of natural materials and manufacturing products made with natural materials-Part 4: Testing of Preservatives and non wanted compounds（中医药 - 使用天然物质制成的天然药物及加工产品的质量安全 - 第 4 部分：杂质检测）

B2.2 中医标准

B2.2.1 名词术语类

[1] ISO/CD 23961-1 Traditional Chinese Medicine-Vocabulary for Diagnostics-Part 1: Tongue（中医药 - 诊断词汇第 1 部分：舌）

[2] ISO/CD 23961-2 Traditional Chinese Medicine-Vocabulary for Diagnostics-Part 2: Pulse（中医药 - 诊断词汇第 2 部分：脉）

B2.2.2 装备技术类

[1] ISO/CD TS 20498-4 Traditional Chinese medicine-Computerized tongue image analysis system-Part 4: Peripheral visual instruments（中医药 - 计算机舌诊系统 - 第 4 部分：外围视觉仪器）

B2.3 针灸标准

B2.3.1 装备技术类

[1] ISO/FDIS 22213 Traditional Chinese medicine-Glass cupping device（中医药 - 传统玻璃罐具）

[2] ISO/CD 22466 Traditional Chinese medicine- Laser acupoint radiation device（中医药 -- 激光穴位照射仪）

[3] ISO/CD 24571 Traditional Chinese Medicine-General requirements for the basic safety and essential performance of electro-acupuncture stimulator（电针仪的基本安全与性能）

[4] ISO/WD 22587 Traditional Chinese Medicine-Acupoint Magnetotherapy Plaster（中医药 - 穴位磁贴）

[5] ISO/AWI 23958-1 Traditional Chinese Medicine- Dermal Needle for single use-Part 1: Tapping type（中医药 - 一次性皮肤针第 1 部分：叩针）

[6] ISO/AWI 23958-2 Traditional Chinese Medicine- Dermal Needle for single use-Part 2: Roller Type（中医药 - 一次性皮肤针第 2 部分：滚针）

B.3　ISO/TC215 已发布的中医药国际标准

B3.1 中药标准

[1] ISO/TS 17938:2014 Health informatics-Semantic network framework of traditional Chinese medicine language system（健康信息 - 中医药语言系统语义网络框架）

[2] ISO/TS 18062:2016 Health informatics–Categorial structure for representation of herbal medicaments in terminological systems（健康信息 – 术语系统中草药表示的语义范畴结构）

[3] ISO/TS 22835:2018 Health informatics–Information model of combination of decoction pieces in Chinese medicines（健康信息 – 中药配伍信息模型）

[4] ISO/TS 22773:2019 Health Informatics–Categorial structures for the representation of the decocting process in traditional Chinese medicine（健康信息 – 中药煎煮的语义框架）

[5] ISO/TS 23303:2020 Health informatics–Categorial structure for Chinese materia medica products manufacturing process（健康信息 – 中药生产工艺的语义框架）

[6] ISO/TS 21831:2020 Information model of Chinese materia medica processing（中药炮制信息模型）

B3.2 针灸标准

[1] ISO/TS 16843–1:2016 Health informatics–Categorial structures for representation of acupuncture–Part 1: Acupuncture points（健康信息 – 针刺表示的语义范畴结构 – 第 1 部分：针刺穴位）

[2] ISO/TS 16843–2:2015 Health informatics–Categorial structures for representation of acupuncture–Part 2: Needling（健康信息 – 针刺表示的语义范畴结构 – 第 2 部分：进针）

[3] ISO/TS 16843–3:2017 Health informatics–Categorial structures for representation of acupuncture–Part 3: Moxibustion（健康信息 – 针刺表示的语义范畴结构 – 第 3 部分：灸法）

[4] ISO/TS 16843–4:2017 Health informatics–Categorial structures for representation of acupuncture–Part 4: Meridian and collateral channels（健康信息 – 针刺表示的语义范畴结构 – 第 4 部分：经络）

[5] ISO/TS 16843–5:2019 Health Informatics–Categorial structures for representation of acupuncture–Part 5: Cupping（健康信息 – 针刺表示的语义范畴结构 – 第 5 部分：拔罐）

B3.3 其他标准

[1] ISO/TS 17948:2014 Health informatics–Traditional Chinese medicine literature metadata（健康信息 – 中医药文献元数据）

[2] ISO/TS 16277–1:2015 Health informatics–Categorial structures of clinical findings in traditional medicine–Part 1: Traditional Chinese, Japanese and Korean medicine（健康信息 – 传统医学临床发现之语义范畴结构 – 第 1 部分：中医学、日本医学和韩医学）

[3] ISO/TS 18790–1:2015 Health informatics–Profiling framework and classification for Traditional Medicine informatics standards development–Part 1: Traditional Chinese Medicine（健康信息 –– 传统医药信息标准体系框架与分类 –– 第 1 部分：中医药）

[4] ISO/TS 22558:2019 Health informatics–Classification of traditional Chinese medicine

data sets（健康信息－中医药数据集分类）

B.4　WFCMS 已发布的中医药国际组织标准

[1] SCM 0001–2009 标准制定和发布工作规范

[2] SCM 0002–2007 中医基本名词术语中英对照国际标准

[3] SCM 0003–2009 世界中医学本科（CMD）教育标准

[4] SCM 0004–2010 世界中医（含针灸）诊所设置与服务标准

[5] SCM 0005–2010 中医基本名词术语中法对照国际标准

[6] SCM 0006–2010 中医基本名词术语中西对照国际标准

[7] SCM 0007–2010 中医基本名词术语中葡对照国际标准

[8] SCM 0008–2011 国际中医医生专业技术职称分级标准

[9] SCM 0009–2013 中医基本名词术语中意对照国际标准

[10] SCM 0010–2012 世界中医学核心课程

[11] SCM 0011–2012 中医药临床研究伦理审查体系评估标准

[12] SCM 0012–2014 国际中医医师测试与评审规范

[13] SCM 0014–2014 国际中医药学科体系类目

[14] SCM 0014–2014 中医基本名词术语中德对照国际标准

[15] SCM 0020–2017 中医药健康旅游服务要求

[16] SCM 0021–2017 中医整脊科医师专业技术职称分级标准

[17] SCM 0023–2018 热敏灸技术操作规范

[18] SCM 0024–2018 标准化煎药中心基本要求

[19] SCM 0025–2019 中医基本名词术语中日对照国际标准

[20] SCM 0026–2019 浮针疗法操作技术规范

[21] SCM 0027–2019 凉茶饮料

[22] SCM0028–2019 国际中医远程教育服务规范

[23] SCM0029–2019 国际中医远程会诊服务规范

[24] SCM–C 0002–2014– 世界中医美容高等职业教育标准

[25] SCM–C 0005–2015 中医脉诊特色技术教学基本要求

[26] SCM–C 0008–2017 耳穴探测仪

[27] SCM–C 0014–2019 糖脂代谢病（瘅浊）中西医结合诊疗技术规范

B.5　WFAS 已发布的中医药国际组织标准

[1] WFAS Standard 001–2012 针灸针

[2] WFAS Standard 002–2012 艾灸操作规范

[3] WFAS Standard 003–2012 耳穴名称与定位

[4] WFAS Standard 004–2012 头针操作规范